Katrin Lange

Eugenik

Geschichte und Gegenwart

disserta Verlag

Lange, Katrin: Eugenik: Geschichte und Gegenwart. Hamburg, disserta Verlag, 2014

Buch-ISBN: 978-3-95425-858-1
PDF-eBook-ISBN: 978-3-95425-859-8
Druck/Herstellung: disserta Verlag, Hamburg, 2014

Bibliografische Information der Deutschen Nationalbibliothek:
Die Deutsche Nationalbibliothek verzeichnet diese Publikation in der Deutschen
Nationalbibliografie; detaillierte bibliografische Daten sind im Internet über
http://dnb.d-nb.de abrufbar.

© disserta Verlag, Imprint der Diplomica Verlag GmbH
Hermannstal 119k, 22119 Hamburg
http://www.disserta-verlag.de, Hamburg 2014
Printed in Germany

Die vorliegende Studie wurde 2005 verfasst. In der Zwischenzeit hat diese Arbeit nichts an ihrer Aktualität eingebüßt. Seit der Veröffentlichung vor neun Jahren sind zwei Entwicklungen dazukommend zu beleuchten: in Deutschland ist die Präimplantationsdiagnostik (PID) seit 2011 zulässig, wenn den werdenden Eltern ein Kind mit einer schwerwiegenden genetisch vererbbaren Krankheit droht. Beim Verfassen der Arbeit war die PID aufgrund des Embryonenschutzgesetzes (ESchG) verboten. Der Bundesgerichtshof entschied jedoch, dass der genannte Sachverhalt mit dem Ansinnen des Gesetzes vereinbar sei. 2005 waren solche Aufweichungen der Gesetzeslage bereits denkbar.

Im Bereich der pränatalen Diagnostik hat sich die Firma LifeCodexx in Deutschland seit 2012 einen Namen mit ihrem „PraenaTest" gemacht, welcher werdenden Eltern die Möglichkeit gibt, ihr ungeborenes Kind ab der 9. Schwangerschaftswoche auf die Trisomien 21, 18 und 13, sowie auf das Klinefelter und das Turnersyndrom, das Triple X und das XYY-Syndrom überprüfen zu lassen.[1] „Auf Wunsch erfahren Sie auch, ob Sie einen Jungen oder ein Mädchen erwarten." Je nach gewünschtem Testumfang staffeln sich die Kosten von 595 € bis 895 €. Das Ergebnis liegt in zwei Wochen vor oder noch schneller, was weitere 100 € kostet.[2] Der „PraenaTest" in ein nicht-invasives Verfahren und testet das Kind auf die oben genannten Krankheiten mittels einer mütterlichen Blutprobe. Somit ist theoretisch ein Schwangerschaftsabbruch innerhalb der ersten 12 Wochen möglich. Die Selektion von Menschen mit den aufgezählten Beeinträchtigungen ist somit ein Leichtes geworden. Auch wenn das Testergebnis hinsichtlich des Down-Syndroms (Trisomie 21), weswegen der Test am häufigsten in Anspruch genommen wird, zu 99,8 % sicher ist, wie auf der Internetseite von LifeCodexx zu lesen ist, ist derzeit eine Abklärung mittels der invasiven Fruchtwasseruntersuchung angeraten.

---

[1] Weitere Anbieter dieser Testmethode sind die Firmen Natera/Amedes mit dem Test „Panorama" und Ariosa mit dem Test „Harmony".
[2] www.lifecodexx.com, 2014

Interessant ist, dass immer wieder die Trisomie 21 ein Hauptaugenmerk der pränatalen Untersuchungen bleibt, was zum einen der Tatsache geschuldet scheint, dass es als die am häufigsten vorkommende Chromosomenanomalie postuliert ist[3] und ebenfalls aber auch eine der wenigen Krankheiten ist, die analysierbar sind. Schaut man sich die Zahlen der Häufigkeit an, ist es weniger nachvollziehbar. Unter 40 Jahren liegt die prozentuale Verteilung bei rund 0,2 %, während sich der prozentuale Anteil bei 40jährigen um 0,6 % auf 0,8 % erhöht.[4]

„Elterngruppen und Betroffene sind in der Öffentlichkeit relativ präsent, und das Wissen darum, dass Menschen mit Trisomie 21 keineswegs besonders leiden müssen, ist durchaus verbreitet. Gleichzeitig wird auf das Down-Syndrom pränatal regelrecht Jagd gemacht." resümieren Uta Wagenmann und Kirsten Achtelik im Gen-ethischen Informationsdienst.[5] Eine Nutzenbewertung prüft derzeit, ob der „PraenaTest" eine Kassenleistung werden soll.[6] Die Ausweitung des Testes auf den Großteil der Schwangeren ist anzunehmen.

Menschen mit Down-Syndrom und deren Angehörige empfinden diesen Test zum Teil als einen Angriff auf ihr Leben. Die Entscheidung für ein Kind mit dieser Beeinträchtigung nach einem positiven Testergebnis wird in den wenigsten Fällen getroffen. Die Theaterregisseurin Dr. Gisela Höhne des Berliner Theaters RambaZamba und selbst Mutter eines Kindes mit Down-Syndrom, sagt dazu:

„Das ist für mich eine der schlimmsten Situationen, die man sich vorstellen kann, dass gerade diese Menschen, die so freundlich und auch so offen anderen Menschen gegenüberkommen, dass die gerade nicht mehr existieren sollen. Die Welt ist so viel ärmer ohne diese Menschen. Und ich finde es wirklich eine richtige Tragödie, dass diese Menschen – ich sage es wirklich so: Ausgerottet werden sollen."[7]

[3] vgl. u.a. www.eltern.de oder www.wikipedia.org, 2014
[4] vgl. http://www.eltern.de/schwangerschaft/praenataldiagnostik/down-syndrom-fruehtest.html, 2014
[5] WAGENMANN, UTA; ACHTELIK, KIRSTEN: „Normierungsinstrument Sicherheit" in: GID/Gen-ethischer Informationsdienst, Nr. 224, Juni 2014, S. 12
[6] vgl. WAGENMANN, UTA: „Politische Anliegen in Sachthemen unterbringen" in: GID/Gen-ethischer Informationsdienst, Nr. 224, Juni 2014, S.19
[7] (http://www.swr.de/swr2/wissen/praenatale-diagnostik/-/id=661224/nid=661224/did=9215054/1vtl59z/), 2014

INHALT

1.   Einleitung

Ziel dieser Arbeit ist die Ergründung der Frage, was neu an der „neuen" Eugenik ist. Im Mittelpunkt stehen zwei Verfahren der neuen Reproduktionstechnologien: die Pränataldiagnostik (PND) und die Präimplantationsdiagnostik (PID). Sie bieten den Ansatzpunkt der Analyse, wobei untersucht wird, ob die angewandten Methoden der Medizin als eugenisch bestimmbar sind.

Das **I. Kapitel**, der Historische Teil – Die „alte" Eugenik und die „neue" Eugenik, leistet den geschichtlichen Einstieg in die Thematik. Der Begriff Eugenik wird nach einleitenden Worten (2.1) innerhalb des eugenischen Konzeptes ihres englischen Namensgebers Francis Galton (1822-1911) vergegenständlicht (2.2). Eugenik kennzeichnet die Verbesserung des Menschen durch die Lenkung seiner Fortpflanzung (vgl. Weingart/Kroll/Bayertz, 1988, S. 27). Galton beeinflusste die Eugenik in vielseitiger Hinsicht: Sei es die Anwendung der Bevölkerungsstatistik in Vererbungsfragen (vgl. Kühl, 1997, S. 18) oder der Gedanke einer Züchtung des Menschen durch eine definierte Auswahl von „guten" und „schlechten" Eigenschaften (vgl. Galton, 1910, S. 378). Anhand dieser Parameter sollten die Menschen aus Vernunftgründen eugenische Entscheidungen für oder gegen Nachwuchs treffen. „Galton ... wanted to secure voluntary acquiescence with eugenics guidelines by making eugenics a civil religion" (Buchanan et al., 2001, S. 42).

Charles Darwin (1809-1882), ein Vetter von Francis Galton, prägte das 19. Jahrhundert mit seiner Evolutionstheorie, die sich gegen den Schöpfungsglauben stellte und das letzte Loch im Säkularisierungsprozess schloss (vgl. Kappeler, 2000, S. 61). Damit wurde die Möglichkeit einer Verwissenschaftlichung des Menschen geschaffen (2.3). In der Verzahnung verschiedenster Geisteshaltungen mit vorangeschrittenem naturwissenschaftlichem Denken wurde die eugenische Bewegung erst erdenklich. Die Idee der biologischen Verbesserung des Menschen war die logische Konsequenz einer Gesellschaft, die alle sozialen Übel im Biologischen fand und den Menschen nicht mehr als von Gott geschaffen ansah und an Regelmäßigkeiten in der Vererbung von Merkmalen und Krankheiten glaubte (vgl. [u.a.] Kevles, 1995, S. 19).

In Punkt 2.4 wird die Degenerationsangst bzw. die Degenerationsthese vorgestellt, die mit der Theorie Darwins eng verknüpft ist. Sie zeigt, dass ein pessimistisches Klima in der Bevölkerung bzw. der herrschenden Klasse überwog, weil der Glauben vorherrschte, die von Darwin beschriebenen natürlichen Auslesemechanismen seien aufgrund der Zivilisation nicht mehr wirksam und die Entartung der menschlichen Rasse droht. Diese Grundstrukturen sind als ein Vorbote bzw. Nährboden der Eugenik anzusehen[1]. Die Darstellung des Zeitgeistes um 1900 in Form der Degenerationsthese ist wichtig, um nachvollziehen zu können, welche Gegebenheiten existierten, die das Klima eugenischer Bestrebungen förderten.

In Punkt 2.5 erfolgt die Hinwendung zum Beginn der Entwicklung eugenischer Bewegungen, wobei das Hauptaugenmerk in der deutschen Geschichte verwurzelt bleibt. Die Rassenhygiene, das deutsche Wort für Eugenik, und deren Verbrechen werden in 2.6 erläutert. Konkret wird in den Unterpunkten auf die Sterilisierung Minderwertiger (2.6.1) und die Massenmorde im Namen der Euthanasie (2.6.2) eingegangen. Diese Vergehen an der Menschheit führten zur Diskreditierung[2] der Eugenik.

Der 3. Punkt, Von der „alten" Eugenik zur „neuen" Eugenik, beschreibt im Kern die Geschichte der humangenetischen Wende. Unter dem Vorsatz der Menschlichkeit und der individuellen Selbstbestimmung sollte eine „neue" Eugenik eingeleitet werden und größte Hoffnungen wurden in die Humangenetik und ihre wissenschaftlichen Erkenntnisse gesetzt.

Nach einer Einleitung (3.1) wird die Eingliederung der Eugenik in die Humangenetik erläutert (3.2), wobei das eugenische Gedankengut nach 1945 (3.2.1) dargestellt wird. Zur Veranschaulichung werden einige führende Stimmen auf dem CIBA-Symposium „Man and his Future" von 1962 beispielhaft für die

---

[1] „In dieser Verankerung der Degenerationsangst sowohl in der Geistesgeschichte als auch im »Zeitgeist« kann eine entscheidende Voraussetzung für die Resonanz gesehen werden, die eugenische Gedanken fanden." (Weingart/Kroll/Bayertz, 1988, S. 67).
[2] Diskreditierung bedeutet „um den guten Ruf bringen, dem Ansehen schaden" (Das große Fremdwörterbuch, 1999, S. 175).

Inhalte nach 1945 (3.2.2) herangezogen. Dienlich ist dies der Untermauerung der grundlegenden These in diesem Abschnitt, dass keine wirkliche Wende im Denken eingetreten war und sich die Besinnung auf menschliche Grundrechte aus der Diskreditierung der Eugenik ableitet. Die Diskreditierung stellt jedoch nicht den Wendepunkt von einer „alten" Eugenik zu einer „neuen" dar, da die Vorstellungen von einer humanen freiwilligen Eugenik bereits im Gedankengut mancher alter Eugeniker wie z.B. Galton anzutreffen sind.

Um einen Einblick in die wissenschaftlichen Errungenschaften zu erhalten, erfolgt im Punkt 3.3 die Vorstellung der Höhepunkte in der humangenetischen Wissenschaft, zu deren wichtigsten die Entdeckung der Funktionsweise der Desoxyribonukleinsäure (DNS) im Jahre 1953 durch James Watson und Francis Crick zählt, womit der Anfang einer gezielteren Überprüfung des menschlichen Erbgutes möglich wurde.

Adäquat zum vorgestellten Zeitgeist der „alten" Eugenik im 2. Punkt erfolgt in 3.4 die Vorstellung eines Konzeptes liberaler Eugenik von Buchanan et al., welches den aktuellsten Überlegungen über Eugenik zuzuordnen ist. Die Autoren setzen sich mit dem technisch neu Möglichen oder zukünftig Möglichen auseinander und halten einen Ansatzpunkt im Umgang mit den Optionen der Wissenschaft bereit. Nach einer Einleitung in das Konzept (3.4.1) werden die Leitgedanken betrachtet (3.4.2). Auf „die Frage der genetischen Verteilungsgerechtigkeit, die im Mittelpunkt der liberalen Eugenik steht" (Reyer, 2003, S. 172) wird dabei eingegangen. Des Weiteren wird expliziert, wer entscheiden darf, was perfekt ist (3.4.4) und was die Verfasser als „wrongful life" oder "wrongful disability" kennzeichnen (3.4.4.3). Die genetische Beratung wird erläutert (3.4.4.1) und zugehörig ersichtlich, was Selbstbestimmung im Kontext reproduktiver Freiheit bedeutet (3.4.4.2). Diese Ausführungen dienen als Einstieg für das Verständnis der Pränatal- und Präimplantationsdiagnostik.

Die Verfahren der Pränataldiagnostik (PND) und die Präimplantationsdiagnostik (PID) werden im **Kapitel II** in den Blick genommen. Dabei ist ein enormes Fingerspitzengefühl vonnöten, will man sich vor vorschnellen Urteilen schützen.

Im 4. Punkt, Pränatale Diagnostik – eugenische Methoden im HUMANgenetischen Gewand?, findet die PND Darstellung. Die PND beinhaltet alle Vorgänge der vorgeburtlichen Untersuchungen, die der Erkennung von Krankheiten und Behinderungen des Fötus im Mutterleib dienen.

Nach einer Einführung in die Thematik (4.1) wird in Abschnitt 4.2 die Geschichte der PND nachgezeichnet. Die Vorstellung der Kerngedanken der PND, *Selbstbestimmung* und *Freiwilligkeit,* und ihre dazugehörigen historischen Vorläufer stehen im Vordergrund. Jeder Mensch soll frei entscheiden, welche Maßnahmen er in Anspruch nimmt. Im III. Kapitel wird in diesem Zusammenhang darüber gesprochen werden müssen, inwieweit es eine wahre Freiwilligkeit geben kann, wenn man die gesellschaftlichen Rahmenbedingungen betrachtet.

Um den Tenor der „neuen" Eugenik erfassen zu können (4.2.2), stelle ich die beiden deutschen Humangenetiker Vogel und Wendt (4.2.2.1) mit ihren zugrunde liegenden Gedanken vor. Ersichtlich wird, wie bereits bei der Vorstellung der Beiträge auf dem CIBA-Symposium (2.2.2), dass die Betonung zwar auf der Freiwilligkeit lag, der Wunsch und die Hoffnung jedoch verstärkt war, der Einzelne möge aus Vernunftgründen auf kranken Nachwuchs verzichten. Um die Strukturen zu verdeutlichen, wird eingehend das Postulat der Selbstbestimmung (4.2.2.2) betrachtet, wobei der Frage nachgegangen wird, ob eine selbst bestimmte Entscheidung in diesem Bereich möglich ist. Zahlreiche Faktoren, wie das soziale Umfeld bzw. der gesellschaftliche Druck oder die Unsicherheiten hinsichtlich der leistbaren Diagnosen unterliegen dieser Wahl, so dass es fraglich ist, von Selbstbestimmung zu sprechen. Um diese These zu untermauern, wird demonstriert, welche Möglichkeiten die Medizin im Rahmen vorgeburtlicher Untersuchungen liefert (4.3). Zu den wichtigsten Verfahren gehören der Triple-Test (4.3.1), die Amniozentese, auch genannt Fruchtwasseruntersuchung (4.3.2) und die Chorionzottenbiopsie (4.3.3).

Welche Erwartungen die Inanspruchnehmer(innen) pränataldiagnostischer Maßnahmen verfolgen, wird durch die kritische Beleuchtung eines Schwangerschaftsratgebers dokumentiert (4.3.4), der die Untersuchungen offensichtlich als Beruhigungsmaßnahme deklariert. Dies entspricht dem Ansinnen vieler Nutzer(innen) und ist im Kontext der Untersuchungen jedoch nicht leistbar, da diese der Erkennung von Krankheiten und Behinderungen dienen. Um differenziert vorgehen zu können, erfolgt ebenfalls die Vorstellung eines Ratgebers, der auf die Konsequenzen und Schwierigkeiten pränataldiagnostischer Untersuchungen verweist.

Desgleichen werfen die Zielstellungen der Bundesärztekammer (4.4) für die PND Fragen auf, die kritischer Auswertung bedürfen. Dazu gehören:

„• Störungen der embryonalen und fetalen Entwicklung zu erkennen [4.4.1],
• Durch Früherkennung von Fehlentwicklungen eine optimale Behandlung der Schwangeren und des (ungeborenen) Kindes zu ermöglichen [4.4.2],
• Befürchtungen und Sorgen der Schwangeren zu objektivieren und abzubauen [4.4.3] und
• Schwangeren Hilfe bei der Entscheidung über die Fortsetzung oder den Abbruch der Schwangerschaft zu geben [4.4.4]." (Bundesärztekammer, 2003).

Eine grundlegende Problematik ist die Unsicherheit der Diagnosen, die durch einen Exkurs über die Schwierigkeiten statistischer Wahrscheinlichkeiten in Bezug auf komplexes menschliches Leben nachgezeichnet wird (4.5). Einleitende Gedanken über Wahrscheinlichkeiten fördern zuerst das Verständnis (4.5.1), welches dann im Spannungsfeld der Aussagekraft statistischer Wahrscheinlichkeiten innerhalb der PND konkretisiert wird (4.5.2). Erläutert wird, worauf sich Risikoermittlungen, wie sie bei den meisten Testmethoden oder bei der genetischen Beratung erzielbar sind, beziehen und inwieweit daran Rückschlüsse auf das Individuum vorgenommen werden können.

Anhand der daran ersichtlich gewordenen Diskrepanzen wird dann erörtert, wie sinnvoll genetische Beratung (4.6) sein kann und welche Prämissen für ein Beratungsgespräch aufgrund dieser Schwierigkeiten erforderlich sind. Es muss gewährleistet sein, dass die Beratung non-direktiv ist, d.h. der Berater darf den Ratsuchenden in keine Richtung lenken, worin sich wiederum die Postulate Selbstbestimmung und Freiwilligkeit widerspiegeln. Die These in diesem Abschnitt ist, dass Selbstbestimmung und Freiwilligkeit zu unanfechtbaren Gütern werden, obwohl ihre Wirklichkeit nicht gewährleistet werden kann.

Die wissenschaftlichen Errungenschaften mit den dazugehörigen rechtlichen Grundlagen liefern Gründe für die Ausweitung der Inanspruchnahme der PND (4.7). Der Paragraph 218a des Strafgesetzbuches (StGB) (4.7.1) regelt die straffreie Abtreibung bei einer „medizinischen Indikation". Den Abbruch rechtfertigt nicht allein der Befund einer schweren Behinderung, sondern das Leben der Schwangeren muss in sozialer/psychischer und/oder physischer Hinsicht gefährdet sein (vgl. Tröndle/Fischer, 2004, S. 1401). Ausdehnung bewirkten ebenfalls eine Reihe von Gerichtsurteilen, genannt „Das Kind als Schaden" (4.7.2), die gehäuft in den 1980er Jahren gefällt wurden. In diesem Kontext verklagten Eltern eines behinderten Kindes den Arzt, da er nicht ausreichend auf die Gefahr einer Behinderung hingewiesen habe und nicht konkret zu pränataldiagnostischen Untersuchungen motivierte, um das Risiko eines behinderten Kindes auszuschließen. Die Gerichte verlangten Schadensersatz in Form von Unterhaltszahlungen (vgl. Degener, 1992, S. 188).

Die Präimplantationsdiagnostik (PID) findet im Punkt 5 Betrachtung. Innerhalb der PID erfolgt eine Auswahl der geschädigten, kranken Embryonen außerhalb des Mutterleibes und es werden nur die Embryonen verpflanzt, die keine Normabweichungen aufweisen. Von ihren Befürwortern wird sie als präzisierte oder sicherere Methode der Pränataldiagnostik gefeiert, da den Betroffenen dadurch die leidvolle Erfahrung des Schwangerschaftsabbruches erspart bleiben kann. Darum wird ihre Legalisierung für Hochrisikoklientel gefordert (vgl. Graumann, 2001, S. 108). Inwieweit dieses Argument geltend gemacht werden kann, soll neben anderen Aspekten erörtert werden. Dazu werfe ich allgemeine Fragen im Kontext der PID auf (5.1), die sich dann in der Erläuterung des Verfahrens der PID (5.2) und deren Berechtigung als vorgezogene PND konkretisieren. Des Weiteren verweise ich auf die Rechtslage in Deutschland (5.3), im Rahmen derer die Vorstellung der Sichtweisen über den moralischen Status des Embryos (5.3.1) und die Aushandlung über die Rechte des Kindes (5.3.2) verpflichtend sind. In Deutschland ist die PID derzeit (noch) verboten, warum die Ausführungen im Gegensatz zur PND kürzer gehalten sind. In Punkt 5.4 werden abschließend die Probleme der PID skizziert und zusammenfassend dargestellt.

Kapitel III bietet dann die Aufbereitung, Auswertung und Zusammenfassung der vorangegangenen Kapitel, d.h. die konkrete Analyse, was neu an der „neuen"

Eugenik am Beispiel der PND und der PID ist. Im inne liegenden 6. Punkt, PND und PID – Methoden einer „neuen" Eugenik?, erfolgt die Analyse über den eugenischen Charakter der im Kapitel II vorgestellten Verfahren und Problembereiche in Anlehnung an die Begriffsbestimmung im Kapitel I.

Anhand der vorgestellten Komplikationen, die sich im Bereich der PND ansiedeln, wird der eugenische Charakter eruiert (6.1). Bestimmt wird dieser anhand der Selektionen durch den Schwangerschaftsabbruch bei einem auffälligen Befund (6.1.1). Um eine eugenische Wirkung systematisch zu untersuchen, werden im Punkt 6.1.2 die verschiedenen Varianten der Eugenik nachgezeichnet. Argumentationsführend wird in 6.1.3 eine Einschätzung zum Konformitätsdruck zu einer Inanspruchnahme vorgeburtlicher Untersuchungen absolviert. Daraus wird ein Bogen gespannt, der kennzeichnet, dass zwar die Zugangsvoraussetzungen verändert sind (Freiwilligkeit/Selbstbestimmung im Gegensatz zu Zwang), deren Wahrheitswert durch die erbrachten Ausführungen jedoch fraglich wird.

In 6.2 wird die PID mit ihrer dahinterstehenden eugenischen Logik präzisiert. Es wird erörtert, ob es ein Recht auf ein gesundes Kind geben kann (6.2.1) und anschließend werden die Problematiken der PID skizziert (6.2.2). Grundlegend ist dabei die Frage, ob eine genetische Intervention im Gegensatz zu umfeldbedingten Sozialisationsmomenten abzulehnen ist.

Abschließend wird kenntlich gemacht, welche Eugenik uns heute „droht" (6.3) und inwieweit die postulierten Veränderungen innerhalb der Humangenetik einen selbst bestimmten und freiwilligen eugenischen Umgang gewährleisten können.

Mit einer Schlussbetrachtung, die mit einer persönlichen Einschätzung der komplexen Thematik verbunden ist, endet das Buch.

Die Methode der Arbeit gestaltet sich auf Basis der interpretativen Textanalyse, da die Bearbeitung auf der Auswertung schriftlicher Quellen beruht. Bei der Beschreibung der „alten" Eugenik im Kapitel I beispielsweise bediene ich mich dieses Instrumentes, da sich die Betrachtung auf historische Texte stützt, wobei im Mittelpunkt die Werke von Francis Galton *Genie und Vererbung* (1910) sowie von Charles Darwin *Die Abstammung des Menschen und die geschlechtliche Zuchtwahl* (1883) stehen. Dazu wird in großem Umfang Sekundarliteratur herangezogen. Des Weiteren werden schriftliche Quellen unterschiedlichster Couleur zur Verfassung der gesamten Studie verwendet.

Am Anfang eines Punktes erfolgt bis auf Punkt 6 eine Einleitung und am Ende steht eine Zusammenfassung oder ein Fazit. Eine Zusammenfassung kennzeichnet die einfache verkürzte Wiedergabe des vorgestellten Stoffes, während ein Fazit darüber hinaus Fragen und kritische Anmerkungen aufwirft. Beim 6. Punkt leistet dies die Erörterung der Frage, welche Eugenik uns heute „droht".

Um die formalen Feinheiten klarzustellen, muss erwähnt werden, dass m.E. wichtig hervorzuhebende Termini *kursiv* gedruckt sind. Eine kursive Schreibweise erfolgt auch bei den Titeln von Dokumenten im Text. Einfügungen von meiner Seite in Zitaten sind mittels eckiger Klammern gekennzeichnet. Geht es um die Lesbarkeit, ist nicht auf die Einfügung verwiesen, bei Anmerkungen oder Hervorhebungen ist dies innerhalb der eckigen Klammer durch [Anmerkung K.L] oder [Hervorhebung K.L.] verdeutlicht. Handelt es sich um fragwürdige Bestimmungen, wie „schlechte Erbanlagen", kennzeichnen die Anführungsstriche, dass es sich um individuell aushandelbare und nicht konsensfähige Zuschreibungen handelt.

Kapitel I   – Historischer Teil –

Die „alte" Eugenik und die „neue" Eugenik

„Mit ihr [der biologischen Revolution, Anmerkung K.L.] wird sich unwiderruflich konkretisieren, was seit Beginn des 19. Jahrhunderts unaufhaltsam vorange-trieben wird: eine Bio-Macht, in der sich zum erstenmal in der Geschichte das Biologische im Politischen reflektiert."

(Treusch-Dieter, 1990, S. 191)

2.   Was ist Eugenik?

Die Geschichte der Eugenik reicht bis in die Antike zurück und ergibt ein facettenreiches Bild. Allen Facetten gemeinsam ist die Vorstellung von der Verbesserung der Menschheit anhand ihres genetischen Erbes, wobei „Die Kontrolle der menschlichen Sexualität und die Steuerung der Fortpflanzung ... das durchgängige Thema." (Weingart/Kroll/Bayertz, 1988, S. 27) ist. Diese Lenkung der menschlichen Fortpflanzung soll anhand bestimmter erwünschter Eigenschaften eine gezielte Auswahl unter den Menschen treffen, die sich fortpflanzen dürfen (vgl. Kevles, 1995, S. 20).

Der Begriff *Eugenik* ist erst im Jahre 1883 von Francis Galton (1822-1911) geprägt worden, der diesen von dem griechischen Wort *eugenes*, was soviel wie edelgeboren oder von guten Stamm bedeutet, ableitete (vgl. Schmuhl, 2001, S. 7). Eine der ersten eugenischen Utopien lässt sich in Platons (427/428-347/348 v. Chr.) *Staat* entdecken.

„Schon bei Platon trifft man auf eine große Zahl der institutionellen Vorkehrungen zur Sicherung einer eugenischen Fortpflanzung, die fortan in allen Utopien zu finden sind und schließlich in die konkreten Vorschläge der Eugeniker eingehen." (Weingart/Kroll/Bayertz, 1988, S. 28f.).

2.1   Einleitung

Jede Ära bringt ihre eigene Eugenik hervor mit verschiedenen Hintergründen, Motiven und Intentionen. Bei der „alten" Eugenik liegt die Beschränkung auf der von Galton mit seinem Begriff geprägten Eugenik anfangend um 1900 und den Entwicklungen bis zum Ende des Zweiten Weltkrieges 1945. Die Geisteshaltungen und Vorstellungen, die um 1900 und davor existierten, werden aufgezeigt, um darstellen zu können, welche Motoren dieser Entwicklung immanent sind.

In Punkt 2.2 wird der Naturforscher Francis Galton mit seinem eugenischen Konzept in Verknüpfung mit dem englischen Wissenschaftler Charles

Darwin (1809-1882) (2.3) vorgestellt. Ohne die gleichzeitigen fortschreitenden naturwissenschaftlichen Erkenntnisse hätte die Eugenik nicht bzw. anders, zumindest jedoch erst später entstehen können.

In Punkt 2.4 geht es um die Hervorhebung des Zeitgeistes am Anfang des 19. Jahrhunderts, in dessen Mittelpunkt die Degenerationsthese steht, anhand derer deutlich wird, wieso der Boden für die eugenischen Konzepte fruchtbar war. Die These beschreibt die Angst des körperlichen und geistigen Verfalls der Menschheit im Zuge der Zivilisation, bei dem die eugenischen Konzeptionen Abhilfe schaffen sollten.

Im folgenden Abschnitt (2.5) wird die eugenische Bewegung um 1900 mit ihren wichtigsten Eckdaten skizziert.

Das Hauptaugenmerk in Punkt 2.6 ist auf Deutschland gerichtet bis hin zu den Gräueltaten unter dem Namen der Rassenhygiene (die deutsche Bezeichnung für Eugenik) im Dritten Reich. Die Übersicht soll bis zum Ende des Zweiten Weltkrieges 1945 Aufschluss über die eugenischen Gedankenstrukturen und deren Verbreitung geben. Dazu zählen die Sterilisationen sogenannter „Minderwertiger" (2.6.1) und die Vernichtung „lebensunwerten Lebens" im Namen der Euthanasie (2.6.2).

Zuletzt wird eine Zusammenfassung (2.7) mit nochmalig eingebundener Begriffsbestimmung der Eugenik geleistet, die dann in der Analyse des III. Kapitels erneut Präsenz erhält.

2.2   Galtons eugenisches Konzept

Wie oben bereits erwähnt, wurde der Begriff *Eugenik* von dem englischen Naturforscher Francis Galton (1822-1911) eingeführt. Das ihm zugrunde liegende griechische Wort *eugenes* (von guten Stamm, edelgeboren) weist dabei die Richtung auf, um die es geht.

Galton war der Ansicht, „daß die natürlichen Fähigkeiten eines Menschen durch Vererbung erworben sind." (Galton, 1910, S. 1) und wenn es möglich ist,

Tiere nach ausgewählten Merkmalen zu züchten, wieso sollte dies dann nicht auch für die menschliche Rasse mittels gezielt erwünschenswerten Ehen möglich sein (vgl. ebd., 1910, S. 1)? Zu seinen genetischen Grundannahmen über die menschliche Vererbung gelangte er durch Studien über berühmte Männer, in denen er nachwies, dass in deren Verwandtschaft ein Großteil ebenfalls intelligenter Individuen anzutreffen war, was ihn davon überzeugte, dass Genialität vererbbar ist (vgl. ebd., 1910, S. 5). Für seine Theorie teilte er die Menschen in Leistungsfähigkeitsklassen ein, die er anhand der Errungenschaften von Berühmtheiten jeglicher Couleur (Literatur/Politik/Kunst etc.) einschätzte und in ein statistisches Wertesystem brachte. Die Athener stellten für ihn die leistungsfähigste und die „Neger" eine der leistungsniedrigsten Klassen dar (vgl. ebd., 1910, S. 364f.), was dem damaligen Zeitgeist des Rassismus[3] entspricht, der als ein Vorbote für die Möglichkeit der weiteren eugenischen Entwicklungen gilt.

Galton verschrieb sich der Ansicht, dass die „Schwachen",

„if they were left to reproduce without constraint, would ultimately regress toward the mean of the initial population. … It seemed that only by selection of the weightier seeds in every generation could a line of heavy seeds be kept heavy." (Kevles, 1985, S. 18).

Was Galton hier beschreibt, führt zu der logischen Konsequenz einer nur für auserwählte Menschen angestrebten Fortpflanzung, da der Erhalt einer starken Menschheit anderenfalls nicht gesichert ist. Seine Überlegungen propagierten eine Kontrolle der Fortpflanzung in der Bevölkerung, die von den Menschen freiwillig

---

[3] Der Rassismus entwickelte sich mit dem frühen Kolonialismus. „Rassismus bedeutet, daß Personen mit einem bestimmten Aussehen fälschlich ererbte Persönlichkeits- und Verhaltensmerkmale zugeschrieben werden." (Giddens, 1995, S. 274) „Schwarz" wurde lange Zeit mit „böse" gleichgesetzt, wohingegen „weiß" als „rein" und „gut" galt. Als die Europäer das erste Mal „Schwarze" an den afrikanischen Küsten sahen, verstärkten diese Vorurteile die Gedanken, dass sich die Völker extrem voneinander unterscheiden (vgl. ebd., 1995, S. 282). Ein Vertreter ist Arthur Graf von Gobineau (1816-1882), welcher zu der Ansicht kam, dass die weltweite Vermischung der Rassen als Hauptursache für den Verfall der menschlichen Rasse anzugeben ist. Dieses Gedankengut fügt sich in die Theorie der Rassenhygieniker der 20er und 30er Jahre ein (vgl. Kappeler, 2000, S. 104). „Laut de Gobineau gab es drei Rassen: die weiße, die schwarze und die gelbe. Die weiße Rasse ist intelligenter, moralischer und willensstärker als die beiden anderen, und diese ererbten Eigenschaften liegen der Verbreitung des westlichen Einflusses in der ganzen Welt zugrunde. Die Schwarzen sind unter den dreien die unfähigsten, sind ihrem Wesen nach animalisch, emotional instabil und unmoralisch." (Giddens, 1995, S. 282) Für „Überlegenheit und Unterlegenheit, die Menschen einer bestimmten Herkunft angeblich besitzen, [gibt es folglich] eine biologische Erklärung" (ebd., 1995, S. 274).

angenommen werden sollte. „Galton eventually gave up on race improvement through the state regulation of marriage, but he continued to hope that the new religion would foster voluntary eugenic marriage practices." (ebd., 1985, S. 12) Diane Paul zitiert Galton und vergegenständlicht seine Anschauungen von Eugenik als eine Art von Wissenschaft, die eine Verbesserung der Menschheit durch Züchtung erreicht (vgl. Paul, 1994, S. 144).

So führe beispielsweise eine vermehrte, nicht kontrollierte Fortpflanzung der „Schwachen" zu einer Fehlentwicklung der Menschheit.

„Es mag furchtbar erscheinen, daß die Schwachen von den Starken zermalmt werden sollen, aber es ist noch viel furchtbarer, daß die Geschlechter, die am tauglichsten sind, … von den Untauglichen, Kränklichen und Verzweifelten majorisiert werden sollen." (Galton, 1910, S. 378).

Galton war sich bewusst, dass "so little was reliably known about heredity" (Kevles, 1985, S. 13), was ihn veranlasste, mehr über die menschliche Vererbung herauszufinden. Mittels der Statistik versuchte er zu Aussagen über die Vererbung durch zahlreiche Untersuchungen über die Bevölkerung zu gelangen, denn „He soon realized … that the laws governing heredity, whether of sweet peas [Mendel[4], Anmerkung K.L.] or of men could be treated mathematically, in terms of units of statistical deviation." (ebd., 1985, S. 15).

Neben der Begründung der Eugenik ist Galton als Entdecker „der Einmaligkeit von Fingerabdrücken, [als] Erfinder des Korrelationskoeffizienten in der Statistik, [als] Urheber der systematischen Wetterkunde und [als] Begründer der Zwillingsforschung" (Kühl, 1997, S. 18) in die Geschichte eingegangen. Auch gilt er als der Erfinder der Biometrie. Die Biometrie ist „ein Teilgebiet der Biologie, das sich mit der Messung, Auswertung und Analyse biologischer Befunde befasst." (Großes Lexikon, S. 110). Dieser Fakt ist wichtig, denn wie sich im Punkt 4 des II. Kapitels zeigen wird, basiert noch heute ein Großteil der Prognosen, die in der

---

[4] Gregor Johann Mendel (1822-1884) führte acht Jahre lang im Augustinerkloster Altbrünn (vgl. Löther, 1989, S. 14) Versuche an Pflanzen (u.a. an Erbsen) durch und seine Erkenntnisse werden noch heute im (deutschen) Biologieunterricht gelehrt. Ihm beschäftigte dabei die Vererbung von Merkmalen, „aber die Wissenschaftler bewiesen rasch, daß die dominanten und rezessiven Erbfaktoren, die später Gene genannt wurden, die Vererbung auch bei vielen anderen Organismen bestimmten." (Kevles, 1995, S. 13).

Pränatalen Diagnostik in Bezug auf den Gesundheitszustand des Fötus geleistet werden können, auf statistischen Wahrscheinlichkeiten.

Galtons Wunsch, die Eugenik möge sich zu einer Art Religion etablieren, innerhalb derer die Menschen deren Angebote zum Schutz der Nachkommenschaft vor Krankheiten freiwillig in Anspruch nehmen und nicht eines Zwanges durch den Staat bedürfen[5] sei nochmals hervorgehoben, denn wie noch beschrieben werden wird, sind seine Vorstellungen Jahrzehnte später zur Realität geworden (vgl. Reyer, 2003, S. 185f.).

2.3   Darwins Evolutionstheorie und der Sozialdarwinismus

Den Boden für die eugenische Bewegung bereitete die Geisteshaltung des Sozialdarwinismus mit dem zugrunde liegenden natürlichen Selektionsgedanken angehalten durch Darwins Werk *The Origin of Species by Means of Natural Selection or the Preservation of Favoured Races in the Struggle for Life* (1859). In seinem Werk erklärt Darwin die „Natural Selection" folgendermassen:

„we [can] doubt (remembering that many more individuals are born than can possibly survive) that individuals having any advantage, however slight, over others, would have the best chance of surviving and of procreating their kind? On the other hand, we may feel sure that any variation in the least degree injurious would be rigidly destroyed. This preservation of favourable variations and the rejections of injurious variations, I call Natural Selection." (Darwin, 1985, S. 130f.).

Darwin gilt als Begründer der modernen Evolutionstheorie, die sich dem vorherrschenden religiös fundierten Denken der menschlichen Schöpfungsgeschichte durch einen Schöpfungsgott entgegenstellte und als ein Fortschritt der Naturwissenschaften anzusehen ist, da sie „die Entstehung und Entwicklung des organischen Lebens als einen naturhistorischen Prozeß erklärte[n] und die bis dahin im

---

[5] „Galton, for example, wanted to secure voluntary acquiescence with eugenics guidelines by making eugenics a civil religion" (Buchanan et al., 2001, S. 42).

fortschrittlichen Weltbild bestehende empfindliche Lücke schloss." (Kappeler, 2000, S. 61).

Der Sozialdarwinismus ist die Übertragung der Theorie Darwins von den Tieren auf den Menschen. Dies war von Darwin anfänglich nicht vorgesehen, später aber selbst geleistet worden, auch wenn er „die Übertragung seiner naturwissenschaftlichen Erkenntnisse auf die Organisation des Menschen abgelehnt hätte." (ebd., 2000, S. 73). „Der Sozialdarwinismus wurde zum Symbol und Ausdruck des Kampfs ums Dasein und des Überlebens des Besten[6]." (Koch, 1973, S. 71).

Mittels Darwins Theorie wurde nicht nur von Eugenikern erklärt, dass die gegebenen gesellschaftlichen Unterschiede zwischen den Menschen auf naturgegebenen Differenzen beruhen. Folglich kann eine soziale Lösung nicht vorgenommen werden, da innerhalb der Evolution durch den „Kampf ums Dasein" (Darwin) ein Katalysator existiert, der die untauglichen Elemente von den Tauglichen trennt und die überleben, die sich an die Umwelt am besten angepasst haben. Dies wird auch mit „survival of the fittest" ausgedrückt, wobei diese Begriffsbestimmung auf Herbert Spencer[7] zurückgeht. Darwin lehnt daran den „Kampf ums Dasein" an, der vielseitig ist[8] und führt aus, „daß alle Lebewesen in einer harten Konkurrenz zueinander stehen." (Darwin, 1906, S. 39). Die Selektion, die durch diesen Konkurrenzkampf eintritt, „ist das Ergebnis unterschiedlich gelungener Anpassungsprozesse" (Kappeler, 2000, S. 70). Dieser von Darwin beschriebene Auslesemechanismus („struggle for life" oder „Kampf ums Dasein")

---

[6] Weiterführende Literatur: KOCH, Hannsjoachim Wolfgang (1973), Der Sozialdarwinismus: seine Genese und sein Einfluß auf das imperialistische Denken, Beck, München.

[7] Herbert Spencer „war ... ein politischer und sozialwissenschaftlicher Theoretiker, dessen Einfluß auf das Denken seiner Zeitgenossen in Großbritannien wie in den Vereinigten Staaten selbst ohne Darwin überragend gewesen wäre." (Koch, 1973, S. 38). Spencer war kein Anhänger der Degenerationsthese, denn „Für Spencer ist der Existenzkampf naturbedingt und unausweichlich." und „ein Instrument des Fortschritts." und weiter: „auf irgendeine Weise einzugreifen wäre vergleichbar mit der menschlichen Manipulation der Naturgesetze, daher müsse die Gesellschaft alles unterlassen, was einen Eingriff in die natürliche Entwicklung verursachen oder sanktionieren könne." (ebd., 1973, S. 42).

[8] „Ich will hier bemerken, daß ich den Ausdruck „Kampf ums Dasein" in einem weiten und metaphorischen Sinne gebrauche; er bezieht sich auf die gegenseitige Abhängigkeit der Wesen voneinander, und (was wichtiger ist) nicht allein auf das Wesen des Individuums, sondern auch auf die Möglichkeit einer Nachkommenschaft. Man kann mit Recht sagen, daß zwei hundeartige Raubtiere in Zeiten des Mangels um Nahrung und Leben miteinander kämpfen. Aber man kann auch sagen, eine Pflanze kämpft am Rande der Wüste um ihr Dasein gegen die Dürre, obwohl es angemessener wäre zu sagen, sie hänge von der Feuchtigkeit ab." (Darwin, 1906, S. 39).

ist im Zuge der Veränderungen der gesellschaftlichen Bedingungen gestört und nicht mehr wirksam.

Eine Gedankenströmung, die den Weg zur Eugenik ebnete und die bisherigen Schilderungen vervollständigt, wird im nächsten Abschnitt (2.4) ihren Raum finden.

2.4 Die These von der Degeneration der Menschheit

Die Degenerationsthese ist im Hinblick der Eugenik gekoppelt mit der Theorie der „natürlichen Auslese". Die Strömung hat ihren Ausgang in der französischen Kultur, wobei das Wort *Degeneration* abgleitet wurde von dem französischen Wort *Décadence*. Dieses entspringt dem Lateinischen *decadere* und bedeutet *herabfallen* (vgl. ebd., 2000, S. 102)

„und wurde seit dem 18. Jahrhundert zu einem geläufigen kultur- und geschichts-philosophischen Terminus zur Kennzeichnung historischer und aktueller „Ver-fallserscheinungen und –prozesse" ... Im deutschen Sprachgebrauch ... wurde schon bald das zu sehr „französelnde" Wort „Décadence" durch *Degeneration* in der Bedeutung von *Entartung* ersetzt" (ebd., 2000, S. 102).

Der Degenerationsgedanke fußt auf einer Niedergangshypothese des Menschen, in dessen Mittelpunkt moralischer und körperlicher Verfall begründet durch die Industrialisierung stand. Die industrielle Revolution und damit die sich verbrei-tende Urbanisierung, welche sich in „katastrophale[n] Wohnbedingungen, mangelhafte[n] hygienische[n] Zustände[n] und zunehmende[r] Anfälligkeit für Infektionskrankheiten" (Kühl, 1997, S. 20) verkörperte, in Verbindung mit dem sich dazu entwickelnden modernen Sozialstaat und die Ausweitung des Anstalts- und Krankenhauswesens, standen der natürlichen Auslese innerhalb der Zivilisa-tion entgegen (vgl. Schmuhl, 2001, S. 6).

Darwin selbst schreibt dazu, dass:

„wir civilisierte Menschen alles nur Mögliche [tun], um den Process dieser Beseitigung aufzuhalten. Wir bauen Zufluchtsstätten für die Schwachsinnigen, für die Krüppel und die Kranken; wir erlassen Armengesetze und unsere Aerzte strengen die größte Geschicklichkeit an, das Leben eines Jeden bis zum letzten Moment noch zu erhalten. … Es ist überraschend, wie bald ein Mangel an Sorgfalt oder eine unrecht geleitete Sorgfalt zur Degeneration einer domesticierten Rasse führt; aber mit Ausnahme des den Menschen selbst betreffenden Falls ist wohl kaum ein Züchter so unwissend, daß er seine schlechtesten Thiere zur Nachzucht zuließe." (Darwin, 1883, S. 126).

Prüft man seine Ausführungen, so ergibt sich, dass Darwin es als unvernünftig ansah, wenn sich auch die „schlechtesten" Menschen fortpflanzen. Da die Selektion in der modernen Gesellschaft außer Kraft gesetzt wurde und die Evolution nur durch diese Selektionsmechanismen zur Höherentwicklung und Vervollkommnung führen kann, indem die am besten Angepassten überleben und die schlecht Angepassten der Auslese anheim fallen, wird verständlich, wie dringlich eine Gegenmaßnahme angestrebt wurde (vgl. Weingart/Kroll/Bayertz, 1988, S. 74f.).

„Von der Realität des degenerativen Prozesses fest überzeugt, aus methodischen Gründen jedoch unfähig, den ersehnten statistischen Beweis für diese Überzeugung zu erbringen, lieferte das Selektionsprinzip Darwins das theoretische Schlüsselargument für die Erhärtung des Degenerationsgedankens." (ebd., 1988, S. 75).

Diese Gedanken und Vorstellungen über die Zusammenhänge der Evolution lieferten folglich eine gute Grundlage für die Konzeptionen der Eugeniker, die angehalten durch die gestörte natürliche Auslese im Zuge der Zivilisation, den Wunsch hegten, mit einer gezielten, geregelten Fortpflanzungspolitik der Entartung der Menschheit entgegenzuwirken. Welche Strategien in seinen extremsten Ausführungen dazu verfolgt wurden, soll im nächsten Punkt festgehalten werden.

2.5   Die Anfänge einer eugenischen Bewegung

Galtons Konzeptionen wurden lange Zeit nicht registriert. Dennoch entwickelten sich „am Anfang des 20. Jahrhunderts fast gleichzeitig nationale eugenische Gesellschaften in Großbritannien, Deutschland und den USA." (Kühl, 1997, S. 20). Zu den wichtigsten in England zu Beginn des 20. Jahrhunderts gegründeten eugenischen Institutionen gehörten:

„das Galton Laboratory for National Eugenics am Universitiy College London unter der Leitung des Statistikers und Bevölkerungsbiologen Karl Pearson und das Eugenics Record Office, das in Verbindung mit den biologischen Einrichtungen stand, die, von der Washingtoner Carnegie Institution in Cold Spring Harbor (Long Island) finanziert, unter der Leitung des Biologen Charles B. Davenport[9] stand." (Kevles, 1995, S. 15f.).

Hier wird deutlich, dass es sich um eine globale Bewegung handelte und die Organisationen zusammen arbeiteten. Nicht nur in den USA, Großbritannien und Deutschland formierten sich eugenische Bewegungen, sondern während der Zeit von 1890-1920 auch in Ländern wie Norwegen, Brasilien oder der Sowjetunion (vgl. Buchanan et al., 2001, S. 31). Da eine detaillierte Darstellung der globalen eugenischen Bewegung nicht möglich ist im Rahmen dieser Arbeit, sei erwähnt:

„Bei allen Unterschieden, die es zwischen einzelnen Eugenikern und eugenischen Strömungen gab, gemeinsam war allen die Überzeugung, dass soziale Probleme, gesellschaftliche Ungleichheit, Armut und Reichtum genetisch determiniert seien, und dass die „weiße Rasse" im Daseinskampf die erfolgreichere sei." (Reyer, 2003, S. 191).

In Deutschland wurde 1923 ein Lehrstuhl für Rassenhygiene (das in Deutschland gebrauchte Wort für Eugenik) in München eingerichtet, den der Biologe Fritz

---

[9] Charles Davenport war einer der führenden eugenischen Vertreter in den USA. Bei seinen Vorstellungen waren Vorurteile an der Tagesordnung. Soziale Missstände hielt er für unveränderlich, da er die Begründung dafür in deren Vererbbarkeit und den Eigenschaften in der Rasse fand. Daniel J. Kevles schreibt: „Wissenschaftliche Selbstzweifel kannten Eugeniker wie Davenport kaum. Sie legten einen hohen Grad an wissenschaftlicher Überheblichkeit an den Tag, die noch durch den Wunsch verstärkt wurde, gesellschaftlich von Einfluß und Nutzen zu sein. Sie drängten auf eine Anwendung ihres angeblich objektiven Wissens auf die gesellschaftlichen Probleme und boten dem Staat und den Bundesregierungen ihre Sachkenntnis an, um eine biologisch gesunde Politik für das gesamte Volk zu entwickeln. Sie rieten zu Eingriffen in die menschliche Fortpflanzung, um das häufige Auftreten von sozial günstigen Genen in der Bevölkerung zu erhöhen und das Vorkommen von schlechten Genen zu vermindern." (Kevles, 1995, S. 19f.).

Lenz[10] betreute. 1927 wurde das Kaiser-Wilhelm-Institut für Anthropologie, menschliche Erblehre und Eugenik in Berlin gegründet, welches der Anthropologe Eugen Fischer[11] leitete. Diese Einrichtungen beschäftigten sich mit der Suche nach den Regeln für die menschliche Vererbung, indem sie Familienuntersuchungen durchführten und medizinische Berichte deuteten. Ein aktuelles Feld stellten Zwillingsstudien dar, die wiederum auf Galton zurückführen sowie die statistische Erfassung der Bevölkerung (vgl. Kevles, 1995, S. 16).

Wie im vorherigen Punkt aufgezeigt wurde, sollte ein Konzept entwickelt werden, das den kontraselektiven Wirkungen der modernen Gesellschaft entgegengestellt werden konnte. Aus diesem Anlass trafen sich vom 24. bis 30. Juli 1912 in London mit 700 Teilnehmern die führenden eugenischen Gesellschaften – deren Entwicklung hier im Detail nicht nachvollzogen werden soll[12] – zum ersten internationalen eugenischen Kongress[13]. Initiator war die Eugenics Education Society[14] aus Großbritannien in Korrespondenz zu den deutschen und amerikanischen Mitstreitern (vgl. Kühl, 1997, S. 27). Der Eingriff in die menschliche Fortpflanzung sollte die Lösung bringen.

„Dabei schlugen sie zwei Verfahrensweisen vor: die eine, die »positive Eugenik«, bedeutete Manipulation des menschlichen Erbguts und/oder Züchtung, um höherwertige Menschen zu erzeugen; die andere war »negative« Eugenik. Sie beabsichtigte eine Verbesserung der Qualität der menschlichen Rasse durch die Eliminierung biologisch minderwertiger Menschen aus der Bevölkerung." (Kevles, 1995, S. 20).

---

[10] Fritz Lenz (1887-1976) war Anthropologe und einer der führenden Rassenhygieniker. Er favorisierte die negative Eugenik und stand dazu auch nach 1945 zur Verbesserung der menschlichen Rasse. Trotzdem konnte er seine Professur behalten (vgl. wikipedia unter: http://de.wikipedia.org/wiki/Fritz_Lenz).

[11] Eugen Fischer (1874-1967) war Anthropologe und beschäftigte sich mit „Rassenkreuzungen" und seinen negativen Auswirkungen. Dazu führte er Studien im damaligen Deutsch- Südwestafrika durch, deren Bevölkerung eine Mischung aus der afrikanischen Urbevölkerung und den holländischen Kolonialherren darstellte, die er „Rehobother Bastarde" nannte. Bei Beendigung dieser Studien 1908 trat er für eine Unterlassung von Rassenmischungen ein, auch wenn er bei seinen „Bastarden" keine Tendenz für eine erhöhte Krankheitsanfälligkeit nachweisen konnte (vgl. Kühl, 1997, S. 78f.).

[12] Nachzulesen ist dieses u.a. bei: KÜHL, Stefan (1997) Die Internationale der Rassisten: Aufstieg und Niedergang der internationalen Bewegung für Eugenik und Rassenhygiene im 20. Jahrhundert, Campus Verlag, Frankfurt am Main, 1997, u.a. S. 32ff.

[13] Dieser sollte nicht der letzte bleiben; vgl. dazu: KÜHL, Stefan (1997) Die Internationale der Rassisten: Aufstieg und Niedergang der internationalen Bewegung für Eugenik und Rassenhygiene im 20. Jahrhundert, Campus Verlag, Frankfurt am Main, 1997, S. 53ff.

[14] Diese Gesellschaft gründete sich 1908 unter dem Vorsitz Galtons (vgl. Weingart/Kroll/Bayertz, 1988, S. 201).

Unerwünscht war die Fortpflanzung von Menschen mit „schlechtem" Erbgut und Rassenmischungen. Die Vorzeichen positiv und negativ stellen keine Wertungen der Eugenik dar, sondern bezeichnen das Augenmerk, auf das die jeweilige Eugenik gerichtet ist. Positive Eugenik bezieht sich auf „gute" Erbgutträger, d.h. eine Fortpflanzung ist erwünscht, und negative Eugenik konzentriert sich auf „schlechte" Erbgutträger, d.h. die Reproduktion ist unerwünscht. Meine These ist, dass diese Unterscheidung im Hinblick auf die Konsequenzen, die bei der einen oder anderen Variante entstehen, nicht zweckmäßig ist, weil in der einen Ausprägung immanent die Forderung der anderen steckt. Denn werden Menschen mit „gutem" Erbmaterial zur Fortpflanzung animiert, wird implizit darauf verwiesen, was erwünscht ist bzw. eine Norm wird festgelegt und ebenfalls wird damit verdeutlicht, was dieser Norm nicht entspricht. Die mögliche Grenzziehung zwischen positiver und negativer Eugenik ist ferner von daher bedeutend schmal, als dass im Endergebnis menschliches Leben zur Option gestellt wird. Dass es sich bei den historischen „Verbesserungen" ausschließlich um die *Verhinderung* von „ungeeignetem" Nachwuchs handeln sollte, wird sich in den nächsten Abschnitten zeigen.

2.6 Die Rassenhygiene in Deutschland und die eugenischen Verbrechen im Dritten Reich

Wie schon oben im Text vermerkt, lautete die Bezeichnung der deutschen Bewegung nicht Eugenik, sondern *Rassenhygiene*. Der Begriff ist von Alfred Ploetz (1860-1940) eingeführt worden, der mit seiner Schrift *Die Tüchtigkeit unsrer Rasse und der Schutz der Schwachen* (1895)[15] die Verschmelzung von Fortpflanzung und Naturwissenschaft zur Besserung der Gesellschaft und damit die Möglichkeit der Abwendung der Degeneration propagierte. Ploetz verstand

---

[15] Inspiriert wurde er von einer Schrift von Wilhelm Schallmayer *Über den drohenden Untergang des Kulturmenschen*. Schallmayer war einer der bekanntesten Vertreter des Sozialdarwinismus (vgl. Rudnick, 1990, S. 93).

sein Werk als „praxisleitende Orientierungshilfe" (Weingart/Kroll/Bayertz, 1988, S. 90f.). Seine Anleitungen gestalteten sich dabei folgendermaßen:

„Stellt es sich trotzdem heraus, dass das Neugeborene ein schwächliches oder missgestaltetes Kind ist, so wird ihm von dem Aerzte-Collegium, das über den Bürgerbrief der Gesellschaft entscheidet, ein sanfter Tod bereitet, sagen wir durch eine kleine Dose Morphium. Die Eltern erzogen in strenger Achtung vor dem Wohl der Rasse, überlassen sich nicht lange rebellischen Gefühlen, sondern versuchen frisch und fröhlich ein zweites Mal, wenn ihnen dies nach ihrem Zeugnis über Fortpflanzungsbefähigung erlaubt ist." (Zimmermann, 2005, S. 36; zit. nach Ploetz, 1895, S. 144).

Ploetz war es auch, der 1905 die *Gesellschaft für Rassenhygiene* mit dem Ethnologen Richard Thurnwald in Berlin gründete (Weingart/Kroll/Bayertz, 1988, S. 199-201). In ihrer Wissenschaftlichkeit sollten „die Mediziner ... später die wichtige professionelle Basis für die Rassenhygieniker bilden; die ersten Rassenhygieniker in Deutschland waren selbst Ärzte" (ebd., 1988, S. 207). Konkreter bildete das Klientel der Rassenhygieniker später „neben den Praktikern in der Gesundheits- und Sozialpolitik – Wissenschaftler: Biologen, Genetiker, Anthropologen, Kriminologen, Hygieniker, Psychiater, Psychologen, Pädagogen, Demographen usw." (Schmuhl, 1993, S. 189).

Mit der Einrichtung von Institutionen ist der Beginn des folgenschweren Meilensteins in der Geschichte einer Verwissenschaftlichung eugenischer Grundannahmen zu sehen, die aufgrund fehlender Daten zur Untermauerung noch nicht bereit waren, einer Wissenschaft anzugehören (vgl. Weingart/Kroll/Bayertz, 1988, S. 464-480). Ebenfalls trat eine Verschmelzung von Wissenschaft und Politik ein, denn „Die Eugeniker strebten nicht nur das wissenschaftliche Deutungsmonopol in der menschlichen Vererbungs- und Bevölkerungsforschung an, sondern beanspruchten für sich auch den Status einer politischen Bewegung." (Kühl, 1997, S. 28).

Durch dieses Zusammentreffen zweier Bereiche entstanden günstige Konsequenzen: Mit der wissenschaftlichen Begründung des Zerfalls der Gesellschaft anhand biologischer Ursachen und dem Verweis auf die Notwendigkeit einer Gegensteuerung, die politisch nur erwünscht sein konnte, flossen Gelder zur Erforschung der menschlichen Vererbung und eine politisch positive Resonanz bei der Verwirklichung der Gegenkonzepte konnte erreicht werden (vgl. ebd., 1997, S. 28).

Eine biologische Erklärung wurde für die Probleme der Industriegesellschaft gefunden und „eine nach rationalen Kriterien gesteuerte, staatliche Fortpflanzungspolitik" (ebd., 1997, S. 21) sollte diese lösen. In den Argumentationen der Eugeniker wurden für soziale Übel nicht die Ungleichheit der sozialen Chancen in Betracht gezogen, sondern biologische „Beweise" gefunden (vgl. Kevles, 1995, S. 19). Aufgrund dieser Beweisführung sollte mittels biologischer Gegenmaßnahmen eine Verbesserung der Bevölkerung eintreten, die in vielen Ländern auf ähnlichen Konzepten der Fortpflanzungssteuerung beruhte und im nächsten Schritt konkret für Deutschland nachgezeichnet werden soll. Die diktatorische, nationalsozialistische, eugenisch-politische Lenkung nimmt aufgrund ihrer skrupellosen Verbrechen an der Menschheit einen Sonderplatz in der Geschichte ein.

2.6.1 Die Sterilisierung Minderwertiger

„Die Erbgesundheitspolitik des 3. Reiches konkretisierte sich in Gesetzen, die die rechtliche Handhabe boten, um gegen Menschen vorgehen zu können." (Möckel et al., 1999, S. 86) Drei Gesetze sind zu nennen: „Das Gesetz zur Verhütung erbkranken Nachwuchses" (14.07.1933) und das dazugehörige geänderte Gesetz vom 26.06.1935 sowie das „Gesetz zum Schutze der Erbgesundheit des deutschen Volkes" (18.10.1935, welches auch als Ehegesundheitsgesetz[16] bezeichnet wurde). Auf Basis dieser Rechtssprechung war es möglich, Menschen auch unter Anwendung von Zwang unfruchtbar zu machen. Sterilisiert werden konnte nach

---

[16] Ein Zeugnis, welches darüber bestimmt, ob eine Berechtigung zur Fortpflanzung besteht, wurde adäquat aus Galtons eugenischer Utopie in die >wissenschaftliche< Eugenik übernommen. In Deutschland ist dabei Wilhelm Schallmayer zu nennen, der diesen Gedanken 1891 in sein oben erwähntes Konzept integrierte (vgl. Weingart/Kroll/Bayertz, 1988, S. 274). „Das Traumziel vieler Anthropologen, jeden Beischlaf genehmigungspflichtig zu machen, wurde nie Wirklichkeit." (Müller-Hill, 1989, S.34). Dennoch wies das Gesetz die Richtung des angestrebten Weges, denn so wurden Personen, die der Volksgesundheit mit ihrem Nachwuchs schaden könnten, die Ehe verboten (vgl. ebd., 1989, S. 34).

diesem Gesetz jeder, der an angeborenen Schwachsinn, Schizophrenie, zirkulären (manisch-depressiven) Irrsinn, erblicher Fallsucht, erblichen Veitstanz (huntingtonsche Chorea), erblicher Blindheit, erblicher Taubheit, schwerer erblicher körperlicher Missbildung und sogar, am Rande des Gesetzes eingefügt, wer an schwerem Alkoholismus litt (vgl. ebd., 1999, S. 86).[17]

Ziel des „Gesetzes zur Verhütung erbkranken Nachwuchses" war die Verhinderung der Geburt erbkranker Personen und damit die Ersparnis von Leid für die Familien und Angehörigen, das mit der „Wartung und Pflege solcher Personen" verbunden ist. (Zimmermann, 2005, S. 42; zit. nach: Deutsches Ärzteblatt Nr. 25, 1933). Die Bestimmung, was als krank gilt, verknüpft mit der Annahme, dass diese Krankheiten den Weg der Vererbung gehen, beruhten eher auf Spekulationen als auf wissenschaftlichen Daten, denn der Wissensstand über Vererbung erlaubte für den Großteil der im „Gesetz zur Verhütung erbkranken Nachwuchses" verankerten Erkrankungen keine gesicherten Prognosen im Hinblick auf deren Erblichkeit (vgl. Weingart/Kroll/Bayertz, 1988, S. 464-480) und beruhten „zum nicht geringen Teil auf soziale[n] Vorurteile[n]" (ebd., 1988, S. 487). Um diesem Dilemma zu begegnen, sollten umfangreiche empirische Studien der Bevölkerung die Wissenslücke schließen, da auf unfehlbare wissenschaftliche Erkenntnisse aufgrund der dringenden rassenhygienischen Gegensteuerung nicht gewartet werden konnte (vgl. ebd., 1988, S. 487).[18]

Noch heute stützen sich die Risikoberechnungen für multifaktorielle Erkrankungen, deren Faktoren, die zur Krankheit führen, vielschichtig und nicht allseits bekannt sind, bei der Pränatalen Diagnostik auf statistische Wahrscheinlichkeiten, die das Ergebnis aus Untersuchungen an Grundgesamtheiten in der Bevölkerung verkörpern und dementsprechend kein individuelles Risiko angeben können. Daran schließen sich Konsequenzen, deren Reichweite anhand dieser Unsicherheiten nicht tragbar ist, da gegenwärtig kaum Therapiemöglichkeiten existieren und die „Prävention" meist im Abbruch der Schwangerschaft oder im

---

[17] Da die genannten Krankheiten hier irrelevant sind, sei auf die Verweisung ihrer Symptomatik verzichtet.
[18] „Ausgehend von Galton, dem Begründer der Biometrie, verfolgte dieser Forschungsansatz ein evolutionstheoretisches und eugenisches Erkenntnisinteresse." (Weingart/Kroll/Bayertz, 1988, S. 338).

Verwerfen der „ungünstigen" Embryonen bei der Präimplantationsdiagnostik besteht.[19]

Auch ökonomische Begründungen wurden für die eugenischen Maßnahmen ein wichtiges Instrument und erklären sich durch den finanziellen Engpass im Gesundheitswesen und die Weltwirtschaftskrise mit ihren Auswirkungen auf die deutsche Wirtschaft. „Die Prävention mußte sich gemäß dem biologistischen Grundprinzip ihrer Strategie auf die erbliche Gesunderhaltung der Familien richten, um dadurch die sozialen Kosten der Gesundheitsfürsorge zu senken." (ebd., 1988, S. 481). Die Folge waren Kosten-Nutzen-Analysen, die eine Aufrechnung der sozialen Aufwendungen für „Minderwertige" beinhalteten, die dann gegenüber deren Nutzen für die Gesamtbevölkerung eingeschätzt wurden und deren „plausibles" Fazit die Ausmerze der „Minderwertigen" propagierte. Es waren:

„die sozialen Unterschichten, die Auffälligen und nicht Funktionierenden, die als ungelernte oder angelernte Lohnarbeiter(innen) ihren Lebensunterhalt verdienten, aus größeren Familien mit überwiegend desolaten wirtschaftlichen Verhältnissen stammten, eine ungenügende Schulausbildung erhalten hatten und alle den Staatshaushalt „belasteten". Nach den von Bevölkerungs- und Sozialpolitikern verwendeten Kosten-Nutzen-Rechnungen waren sie die „Kostenverursacher", deren Vermehrung eingeschränkt werden mußte, um auch dadurch den Staatshaushalt zu sanieren: es waren die „minderwertigen" Arbeitsfähigen, die „minderwertigen, aber arbeitsfähigen Arbeitsscheuen" und die „minderwertigen, aber nicht mehr arbeitsfähigen unnützen Esser."" (Rothmaler, 1991, S. 22).[20]

Adäquat zu der im Punkt 2.4 vorgestellten Degenerationsangst, war die selbsternannte Aufgabe der Erbgesundheitspolitik die Volksgesundheit, d.h., nicht das Individuum mit seinem Leid stand im Vordergrund, sondern der Volkskörper und somit die Verbesserung der gesamten Bevölkerung (vgl. Simon, 2001, S. 33).

Dieses Denken ist, wie in den vorhergehenden beiden Punkten veranschaulicht wurde, mit „dem Aufstieg der Naturwissenschaften im 19. Jahrhundert, mit

---

[19] Siehe dazu Punkt 4.5 dieser Arbeit zum Problem statistischer Wahrscheinlichkeiten und Punkt 4.3 zu den Zielen und Möglichkeiten der Pränatalen Diagnostik sowie 5.2 zur Thematik der Präimplantationsdiagnostik.
[20] Wie im Punkt 4.2 gezeigt werden wird, sollten dies nicht die letzten Kosten-Nutzen-Analysen für das 20. Jahrhundert bleiben, auch wenn man annehmen könnte, dass die Unmenschlichkeit darin so offensichtlich ist, dass die logische Konsequenz gewesen wäre, solche Berechnungen nie wieder aufleben zu lassen.

der Industrialisierung und den sich daraus ergebenden wirtschaftlichen und sozialen Folgeproblemen" (ebd., 2001, S. 35) verbunden.

„Die Rassenhygiene konkretisierte sich somit als eine Bewegung, deren Ziel es war, die menschliche Fortpflanzung zu verwissenschaftlichen sowie Indikatoren zu entwickeln, mit denen bestimmt werden sollte, ob Nachkommen erwünscht seien oder nicht." (ebd., 2001, S. 37).

„Bis 1936 wurden in Deutschland gut 200 000 Menschen – weit mehr als in allen anderen Ländern zusammen – unter dem Vorwand der Minderwertigkeit unfruchtbar gemacht. ... Ferner legalisierten sie den Schwangerschaftsabbruch aus eugenischen Gründen[21]." (Kühl, 1997, S. 140f.).

Eine Masse stellt sich dar und laut Schätzungen wurden während der ganzen Zeit des Nationalsozialismus insgesamt 350 000 bis 400 000 Menschen sterilisiert[22] (vgl. Müller-Hill, 1989, S. 37). Ab 1935 kam es vermehrt zur Ausgrenzung „fremder Rassen", wobei auf Juden, Schwarze und Zigeuner das Hauptaugenmerk gerichtet wurde. Sie galten als „minderwertig" und wurden in die Sterilisationspraxis mit einbezogen[23] (vgl. Weingart/Kroll/Bayertz, 1988, S. 475).

Die Sterilisationspraxis ist keine nationalsozialistische Erfindung, denn bereits bevor diese in Deutschland zum Einsatz kam, waren Sterilisationen in vielen Teilen der Welt längst im Gange (darunter z.B. Dänemark). In North Dakota und Kalifornien (USA) fanden Sterilisationsgesetze bereits 1914 Anwendung[24] (vgl. ebd., 1988, S. 287).

---

[21] Wie im Punkt 4.7.1 herausgestellt wird, hat sich diese Praxis bis heute gehalten: ein Abbruch aus eugenischen Gründen ist heute in Deutschland bis kurz vor der Geburt möglich, auch wenn dieser nicht mehr auf einer „eugenischen Indikation", sondern auf Basis einer „medizinischen Indikation" vorgenommen werden kann, wenn der psychische und/oder physische Gesundheitszustand der Frau beim Austragen des Kindes beeinträchtigt werden könnte. Die Änderung der Wortwahl von „eugenischer Indikation" zu „medizinischer Indikation" stellt dabei einen Euphemismus dar, da die Handhabe und Möglichkeiten für einen Abbruch sich dabei nicht verringerten, sondern ausdehnten.

[22] „Das Sterilisationsprogramm mit seinen »Erbgesundheitsgerichten« endete weitgehend mit der »6. Durchführungsverordnung«, die vom 31. Aug. 1939 bis zum Ende des Krieges fast alle weiteren Sterilisierungen untersagte. Ebenso wurden die Ehetauglichkeitsuntersuchungen eingestellt. Ärzte und Richter wurden für den Krieg gebraucht, aber auch zur Tötung der vormals zu Sterilisierenden. Denn auf den 1. Sept. 1939 ist der Brief Hitlers datiert, der ihre Tötung ermöglicht." (Müller-Hill, 1989, S. 37).

[23] Der Befund für die Zigeuner lautete dabei „asozial" und „schwachsinnig". „Die nach 1939 geplante Erweiterung des Sterilisationsgesetzes, mit der die Zigeuner speziell erfaßt werden sollten, wurde nicht realisiert und schließlich von der Vernichtungspolitik überholt." (Weingart/Kroll/Bayertz, 1988, S. 475).

[24] Ausgeführt wird dazu weiterhin, dass diese amerikanische Gesetzgebung selbst bei den Rassenhygienikern in Deutschland vorerst auf Skepsis stieß und die Betonung auf „der Notwendigkeit der positiven Rassenhygiene" (Weingart/Kroll/Bayertz, 1988, S. 287) lag, was bedeutete, die Fortpflanzung der „Tüchtigen" zu verstärken.

Die oben genannten Zahlen bezeugen jedoch, dass die Sterilisationspraxis in Deutschland bei weitem mehr Opfer forderte als in den Ländern, die schon vor dem Ersten Weltkrieg Gesetze zur Unfruchtbarmachung verabschiedet hatten (vgl. ebd., 1988, S. 470).

2.6.2 Die Massenmorde im Namen der Euthanasie

Als Vordenker der Entwicklungen gilt die Schrift von Karl Binding (1841-1920, Strafrechtler und Professor in Basel) und Alfred Hoche (1865-1943, Psychiater in Freiburg) *Die Freigabe der Vernichtung lebensunwerten Lebens* (1920), die das angesprochene ökonomische Kalkül an einem historischen Dokument nachvollzieht. In diesem Dokument berichten Binding und Hoche von „Ballastexistenzen" und „leeren Menschenhülsen", deren Leben als „unwert" eingestuft wurde und deren Existenz dem Staat keinen Nutzen, sondern nur Kosten beschert. Eine Kosten-Nutzen-Analyse, wie sie nicht die letzte im 20. Jahrhundert bleiben sollte, weil Menschen Menschen in die Kategorien „lebenswert" und „lebensunwert" einteilen hinsichtlich ihrem staatlichen Nutzen[25] (vgl. Zimmermann, 2005, S. 38f.; zit. nach Binding/Hoche, 1920, S. 28, 54f.).

Die Gräuel blieben demzufolge nicht bei Ehegesundheitszeugnissen und Zwangssterilisationen, denn für Menschen, die an einer Geisteskrankheit, Idiotie oder an Missbildungen und vielen weiteren Krankheiten (auch Altersschwäche) litten, sah „Hitler[26] den „Gnadentod" oder die „Euthanasie" vor, „ohne es je zu wagen, sich öffentlich über seine Mordabsichten zu äußern" (Adler, 1974, S. 234). „Die Morde setzten Ende Januar oder Anfang Februar 1940 in vollem Umfang ein." (ebd., 1974, S. 238). Die betroffenen Personen waren in „Heil- und Pflegeanstal-

---

[25] „Dieses Denken ist die konsequente Fortführung des Sozialdarwinismus, demzufolge auch das gesellschaftliche Leben auf das Überleben der Stärksten und der am besten Angepaßten ausgerichtet ist." (Dederich, 2000, S. 90).

[26] In „Mein Kampf" von Adolf Hitler (1889-1945) spiegeln sich die eugenischen Überzeugungen wider, z.B. „wenn er vom »Rassenwert« eines Volkes spricht, der etwa durch Sterilisierung Schwachsinniger oder Tötung Geistesgestörter gehoben werden soll." (Haffner, 2002, S. 94).

ten" untergebracht, was den Schein für betroffene Eltern und/oder andere Angehörige lieferte, ihre Kinder dorthin zu schicken, ohne vermuten zu können, dass die
„Heilung" und „Pflege" Mord bedeutete. Die verantwortliche Zentrale, die die
Befehle erteilte (die „Kanzlei des Führers") befand sich in Berlin in der Tiergar-
tenstrasse 4 (seit 1940), weshalb diese Ausmerzungsaktion auch den Namen „T 4"
erhielt (vgl. Romey, 1990, S. 72f.). Am 24. August 1941 wurden die Tötungen in
den Anstalten ohne klaren Befehl für einen Halt eingestellt. Laut einer Statistik
sind bis zu diesem Zeitpunkt 70 273 Menschen mit einer Geistesstörung der „T 4-
Aktion" zum Opfer gefallen. Diese Zahl repräsentiert jedoch nicht die Ermordeten
Pommerns, Ost- und Westpreußens (vgl. Müller-Hill, 1989, S. 19).[27] Auch nach
dem öffentlichen Stopp der Aktionen (teils gar nach dem Ende des Krieges)
verhungerten nochmals ca. 120 000 „des Lebens nicht werte" Patienten aufgrund
von Nahrungsentzug (vgl. Weingart/Kroll/Bayertz, 1988, S. 562). Im Rahmen von
Euthanasieaktionen[28] sind:

„ungefähr sechs Millionen Juden und Zigeuner ... vergast, erschlagen, erschossen
oder durch Schwerstarbeit »verschrottet« worden. Dabei sind sicherlich viele
Opfer gar nicht erfaßt, die aus den Abgrenzungen der statistischen Erfassung
herausfallen. Besonders zu nennen sind auch jene, die Opfer medizinischer
Experimente geworden waren" (ebd., 1988, S. 562).

2.7   Zusammenfassung

Betrachtet man die Ausführungen, ergibt sich, dass der Entwicklung der Eugenik
eine aufeinander folgende Kette von Geisteshaltungen und wissenschaftlichen
Theorien inhärent ist, die im Zusammenhang mit den gesellschaftlichen Umbrü-

---

[27] „Während in den zentralen und westlichen Provinzen des Reiches nach einem Fragebogen-
Verfahren entschieden und dann mit von den IG-Farben (jetzt BASF) gelieferten Kohlenmonoxyd
getötet wurde, wurden die Geisteskranken von Pommern und Westpreußen wie die von Polen ohne
Gutachten erschossen." (Müller-Hill, 1989, S. 44).
[28] „Die „Euthanasie"verbrechen ... können nicht losgelöst ... von gesamtgesellschaftlichen
Prozessen im deutschen Faschismus hin zu einer totalen Leistungsgesellschaft mit terroristischen
Herrschaftsmethoden und der ideologischen Absicherung der Reduktion alles Menschlichen auf
die Funktion der Arbeitskraft" (Romey, 1990, S. 65) gesehen werden.

chen der industriellen Revolution und konkret im Nationalsozialismus mit einer Handhabe totalitärer Gesetzgebung[29] steht.

Die wichtigsten historischen Fakten wurden beschrieben und anhand derer die Grundsubstanz des Wesens der Eugenik herausgestellt bzw. die Vorraussetzungen dieser Entwicklung aufgezeigt. Dies ist erforderlich, um den Zeitgeist nachzeichnen zu können, der die nachfolgenden geschichtlichen Daten im Punkt 3 verständlich macht.

Der Begründer der Eugenik, Francis Galton, wurde mit seinem eugenischen Konzept vorgestellt, welches nur in Verbindung mit der Darstellung der zeitgenössischen Theorien erklärbar wird. Eine Verschmelzung von Gedankenströmungen trat zu seiner Zeit ein, die einander begünstigten. Die biologische Begründung für die Vor- und Nachzüge der Menschheit war erst mit dem Auftrieb der Naturwissenschaften im 19. Jahrhundert möglich, zu dem die vorgestellte Evolutionstheorie von Charles Darwin, die den Menschen aus Gottes Hand entriss, einen entscheidenden Beitrag leistete. Denn wenn der Mensch nicht mehr von Gott erschaffen und sein Wesen durch Vererbung determiniert ist, macht es Sinn, biologisch gegen diese Missstände vorzugehen.

Die Popularität der eugenischen Verbesserungsbestrebungen fußt dabei auf der anhaltenden Angst vor einer Entartung der Menschheit. Die Degenerationsangst war der Motor, die zur Bedrängnis einer dringlichen Gegensteuerung der sozialen Übel führte, für die mittels der Naturwissenschaften biologische Begründungen gefunden wurden.

Es wurde nachvollzogen, wie sich diese Gegenlenkung geschichtlich konkret äußerte, indem skizziert wurde, welche politischen Forderungen der eugenischen Bewegung inne standen. Anhand dieser Erläuterungen wurde auf den deutschen „Sonderweg" (Kühl) verwiesen.

---

[29] „Nur durch die Außerkraftsetzung fundamentaler Grundrechte, das Eindringen des Staates in die Privatsphäre der Bürger und die Zentralisierung der Macht über die Rassen-, Sozial-, und Gesundheitsgesetzgebung in der Hand einer wissenschaftlichen und politischen Elite konnten die Nationalsozialisten in wenigen Jahren eugenische Maßnahmen durchsetzen, die in manch anderen Staaten in Ausschüssen versandet oder durch Gerichte gestoppt worden sind." (Kühl, 1997, S. 127).

Der Eingriff in die menschliche Fortpflanzung war der eingeschlagene Weg, der die Menschheit retten sollte. Die Menschen, die in der oberen Gesellschaft angesiedelt waren und aufgrund ihres Wohlstandes bessere soziale Chancen hatten, wurden zur Fortpflanzung animiert (positive Eugenik), während die Menschen, die im unteren Milieu lebten und/oder Merkmalsträger unerwünschter Eigenschaften waren (wie geistig und körperlich Behinderte, Alkoholiker, Homosexuelle, etc.) mittels Zwangssterilisation oder „Gnadentod" von einer Zeugung von Nachwuchs abgehalten wurden (negative Eugenik). Es wurde gezeigt, dass sich diese Politik auf Vorurteilen gründete und dass sich das notwendig soziale Ansetzen ins Biologische verkehrte. Die gesamte Bevölkerung (Bevölkerungseugenik) und nicht das Individuum stand bei dieser Eugenik im Vordergrund. Die staatlichen Zielstellungen zum Erhalt der Rasse forderten Menschenleben in erschreckender Größenordnung ein.

Dass dieser Ansatz falsch und unmenschlich war, wurde anhand der grauenvollen Massenmorde im Nationalsozialismus gewahr. Eine Diskredition[30] der Eugenik trat ein, durch die eine Wende im Denken erforderlich wurde. Die Eingliederung der Eugenik in die Humangenetik soll im nächsten Punkt erarbeitet werden, wobei das Hauptaugenmerk auf Deutschland liegt, da eine globale Betrachtung den Rahmen sprengen würde.

---

[30] Diskreditierung bedeutet „um den guten Ruf bringen, dem Ansehen schaden" (Das große Fremdwörterbuch, 1999, S. 175).

3.   Von der „alten" Eugenik zur „neuen" Eugenik

„**8. Mai 1945** Der Krieg ist zu Ende. Die Überlebenden des Konzentrationslagers werden gerettet. Fünf bis sechs Millionen europäischer Juden sind tot. Die Zahl der getöteten europäischen Zigeuner ist unbekannt. In den deutschen psychiatrischen Anstalten hungern die überlebenden fünfzehn Prozent der Patienten weiter. Die Zahl der getöteten Psychopathen, Asozialen und Homosexuellen ist unbekannt. Die Anthropologen und Psychiater werden sagen, daß sie nichts gewußt haben. Einige werden verurteilt oder begehen Selbstmord. Die anderen gehen daran, ihre Wissenschaften wieder aufzubauen. Die Welt geht weiter." (Müller-Hill, 1989, S. 25).

In diesem Punkt soll im Wesentlichen nachvollzogen werden, wie sich die Diskreditierung der Eugenik aufgrund der im Punkt 2.6 mit seinen zugehörigen Unterpunkten erläuterten Verbrechen im Nazi-Deutschland auf die nachfolgende Geschichte der Eugenik bzw. der Humangenetik auswirkte.

3.1   Einleitung

Die historischen Daten, die eine Umbruchsituation im Paradigma der eugenischen Zielsetzungen dokumentieren, werden im Punkt 3.2 dargestellt. Im Mittelpunkt der variierten bzw. veränderten Herangehensweise eugenischer Verbesserungen des Menschen steht die Betonung auf der Freiwilligkeit der Inanspruchnahme eugenischer Maßnahmen, wie sie auch schon im Verständnis manch alter Eugeniker (z.B. Galton) wünschenswert schien, im Gegensatz zum ausgeübten und diskreditierten Zwang durch eine totalitäre Gesetzgebung. Daraus ergibt sich, dass eine klare Abgrenzung zwischen „alter" und „neuer" Eugenik nicht möglich ist. So kann z.B. das Genetische Manifest von 1939 als ein Beginn für die Entwicklung einer liberalen Eugenik angesehen werden. Der Verfasser des Manifestes

Herman Joseph Muller[31] und die weiteren Unterzeichner schrieben sich bereits damals gegen den „aggressiven Rassismus der Nationalsozialisten" (Kühl, 1997, S. 157) aus und erklärten Rassenunterschiede als „kulturell bedingt" (ebd., 1997, S. 157). Enthalten war auch, dass eine Einschätzung des individuellen Erbgutes erst nach geschaffenen gleichen gesellschaftlichen Möglichkeiten für alle sinnvoll ist (vgl. ebd., 1997, S. 157).

Das Individuum und nicht die gesamte Bevölkerung sollte nach der Diskreditierung offenkundig erbgesundheitlich ins Zentrum des Interesses gerückt werden, so dass eine Verlagerung hin zum Einzelnen vollzogen wurde. Ob eine tatsächliche Wende im eugenischen Denken eintrat war, wird dabei zu untersuchen sein. Eingekesselt steht im Punkt 3.2 die These, dass sich das Gedankengut nach 1945 (3.2.1) nicht wesentlich von dem vor der Diskreditierung unterschied, zu deren Beweisführung im Punkt 3.2.2 einige führende Stimmen auf dem CIBA-Symposium „Man and his Future" von 1962 in London herangezogen werden.

Danach erfolgt eine kurze Einweisung in die Höhepunkte der humangenetischen Wissenschaft (3.3), die jedoch sehr allgemein gehalten ist, da die notwendigen geschichtlichen Fakten, die sich speziell in der Pränataldiagnostik (4.) und der Präimplantationsdiagnostik (5.) ansiedeln, jeweils dort lokalisiert sind, um zu einem schnelleren Zugangsverständnis herangezogen werden zu können.

Die Ausweitung des Wissens über die Vererbung des Menschen blieb das Hauptaugenmerk, innerhalb dessen die Instrumentarien der Theorie Mendels[32] und statistische Erfassungen der Bevölkerung verankert blieben. Der wissenschaftliche Fortschritt und das ausgedehnte Erkenntnisinteresse über die Wirkungsweise der Desoxyribonukleinsäure (DNS) spielt(e) bei der Erforschung der menschlichen Vererbung eine wichtige Rolle. Die Erkundung der Vererbungsre-

---

[31] Herman Joseph Muller lebte von 1890-1967 und bekam 1946 für seine Verdienste einer genetischen Mutationsbewirkung durch radioaktive Strahlung und die daraus geschlussfolgerte Gefahr für den Menschen den Nobelpreis für Physiologie oder Medizin (vgl. Brockhaus Enzyklopädie, 1991, S. 166).
[32] Gregor Johann Mendel (1822-1884) führte acht Jahre lang im Augustinerkloster Altbrünn (vgl. Löther, 1989, S. 14) Versuche an Pflanzen (u.a. an Erbsen) durch und seine Erkenntnisse werden noch heute im (deutschen) Biologieunterricht gelehrt. Ihm beschäftigte dabei die Vererbung von Merkmalen, „aber die Wissenschaftler bewiesen rasch, daß die dominanten und rezessiven Erbfaktoren, die später Gene genannt wurden, die Vererbung auch bei vielen anderen Organismen bestimmten." (Kevles, 1995, S. 13).

geln in Verbindung mit der empirischen Forschung sollte Aufschluss über eine Vielzahl von Erkrankungen liefern, um diesen präventiv begegnen zu können. Die erweiterten Diagnosemöglichkeiten sollten Einfluss auf das reproduktive Verhalten nehmen. Proklamiertes Ziel war die reproduktive Selbstbestimmung, die bis heute ein Postulat der genetischen Beratung darstellt und im Punkt 4.3.2 sowie in 4.6 nochmals Betrachtung findet.

Als Grundlage der Dokumentation des gegenwärtigen Zeitgeistes, analog zu der Darstellung des Zeitgeistes der „alten" Eugenik, dient im Punkt 3.4 das Konzept einer liberalen Eugenik, in dessen Mittelpunkt die Vorstellung der Grundgedanken von Buchanan et al. und ihrem Werk *From Chance to Choice – Genetics & Justice* (2001) steht. Ihre Analyse bietet eine differenzierte Auseinandersetzung mit den Möglichkeiten der neuen Reproduktionstechnologien, die eine Hinführung zu den Thematiken im Kapitel II leistet und in der systematischen Untersuchung der Neuheit der „neuen" Eugenik im Punkt 6 erneut Präsenz erhält.

Ihre vier Vertreter propagieren „mit Bezug auf die *liberale Gerechtigkeits-philosophie* ... eine „liberale Eugenik", die dem Recht aller Menschen auf generative Selbstbestimmung entsprechen, aber auch gemeinsame Güter schützen soll." (Reyer, 2003, S. 189). Dazu werden nach einer Einleitung in das Konzept (3.4.1) die Leitgedanken, die dieser Konzeption inne stehen, dargelegt (3.4.2) und die unterschiedlichen Herangehensweisen skizziert. Wer bestimmen darf, was eine perfekte Nachkommenschaft ausmacht, findet Erläuterung (3.4.3) und eine Einführung in die genetische Beratung (3.4.3.1) wird geleistet, die im Zusammenhang mit der Erörterung, was Selbstbestimmung im Kontext reproduktiver Freiheit bedeutet, steht (3.4.3.3) sowie was die Autoren als „wrongful life" oder „wrongful disability" kennzeichnen (3.4.3.2).

In 3.5 werden die herausgearbeiteten Fakten in einer zusammenfassenden Darstellung demonstriert, um in Kürze zu verdeutlichen, was den Tenor der „neuen" Eugenik ausmachte.

3.2   Entwicklung von der Eugenik zur Humangenetik

Durch die im Punkt 2.6 geschilderten Verbrechen von Sterilisationen bis hin zum
Massenmord reichend, geriet die rassistisch motivierte Variante der Eugenik in
Misskredit, so dass ein Umdenken erforderlich wurde, da die eugenischen
Vorstellungen zu keiner groß angelegten gesellschaftlichen Akzeptanz mehr
gelangen konnten (vgl. Kühl, 1997, S. 182). Diese Phase wird als Reformeugenik
bezeichnet, die in ihren Grundzügen zwar an einen genetischen Determinismus
und daraus folgend die notwendige Verbesserung des menschlichen Erbgutes
glaubte, sich jedoch zunehmend von rassistischen Vorurteilen und der nationalsozialistischen Politik distanzierte (vgl. ebd., 1997, S. 191).[33] Die Reformeugeniker
richteten sich gegen staatliche Zwangsmaßnahmen und verschrieben sich einer
Ausrichtung aller gesundheitlichen Bestrebungen auf das Individuum statt auf den
„Volkskörper" (vgl. Kollek, 2000, S. 153).

Nach der Diskreditierung sollte die Klientel aus Vernunftgründen bei
einem hohen genetischen Risiko für eine Krankheit auf Nachwuchs verzichten.
Das Interesse lag durchaus noch auf der Verbesserung des menschlichen Genpools, da die Beschränkung auf das Individuum bzw. die Familie als ungenügend
betrachtet wurde und eugenische Zielsetzungen waren folglich damit verbunden;
der Begriff Eugenik jedoch aus strategischen Gründen nicht mehr verwendet (vgl.
Kühl, 1997, S. 197f.).

---

[33] Durch die Rationalisierungsbestrebungen der Wissenschaft konnte „der vulgäre, an phänotypi-
schen Merkmalen festgemachte >wissenschaftliche< Rassismus und insbesondere seine antisemiti-
schen Auswirkungen" (Weingart/Kroll/Bayertz, 1988, S. 618) verschwinden. Die psychischen
Rassenunterschiede standen jedoch noch immer zum Diskurs und auch gegenwärtig werden
vereinzelt dazu Stimmen laut, wie ein Artikel der Süddeutschen Zeitung vom 24. Mai 2005
dokumentiert: darin wird das Buch von Vincent Sarich und Frank Miele mit dem Titel *Race. The
Reality of Human Difference.* (2004) systematisch untersucht und kritisch reflektiert. So stellen die
Autoren z.B. anhand von Intelligenztestuntersuchungen die These auf, dass der durchschnittliche
IQ der Schwarzen bei 70 % liegt. Burkhard Müller, der Verfasser des Artikels führt dazu aus:
„Auch sollte man sich den behaupteten IQ von 70 einmal näher anschauen. Die Autoren tun dies
leider nicht, sie sagen weder etwas darüber, was ein Intelligenzquotient überhaupt misst, noch
analysieren sie, wie die Schwarzen dabei im Einzelnen abgeschnitten haben. ... Er ergab sich
wohlgemerkt nicht nur in den USA, um die Schwarzen als den unintelligentesten Teil der
allgemeinen Bevölkerung zu markieren, sondern auch in Afrika selbst. Nun sind aber alle
Intelligenztests – die aus der Schulpsychologie stammen – so geeicht, dass sie als Richtwert 100
den Durchschnitt der gemessenen Gruppe voraussetzen; nur im Verhältnis dazu besagt der IQ
irgend etwas. Wenn aber die gesamte Gruppe – in diesem Fall nicht weniger als ein kompletter
Kontinent – unter ihrem eigenen Durchschnitt liegen soll, dann darf man einen methodischen
Fehler vermuten, und zwar einen kapitalen." (Müller, 2005, S. 16).

In den 1950er Jahren konzentrierten sich die Forderungen der genetischen Beratung gegen Ratschläge, die der Gesamtbevölkerung und nicht dem Einzelnen bzw. der Familie dienten und zielten auf eine Beratung, die den Ratsuchenden zu einer selbst bestimmten Entscheidung befähigen und in keine Richtung lenken sollte (vgl. Kevles, 1995, S. 27). Seither ist die Frage, wie sich ein Beratungsgespräch konstituieren und welchen Prämissen der Berater Folge zu leisten hat, nie verstummt (vgl. Weingart/Kroll/Bayertz, 1988, S. 636f.). Das Postulat der Freiwilligkeit entstand nicht aufgrund von veränderten eugenischen Zielsetzungen – denn die genetische Verbesserung der Menschheit stand noch immer im Vordergrund – nur der Weg zum Ziel sollte ein anderer und ein weniger angreifbarer sein (vgl. Kühl, 1997, S. 196).

Die Abspaltung der Humangenetik und der Bevölkerungswissenschaft von der Eugenik begann schon vor 1945, wobei größte Hoffnungen von den Eugeniker(inne)n in die Humangenetik gesetzt wurden (vgl. ebd., 1997, S. 192). 1940 bereits wurde der Begriff „Humangenetik" für die zuvor als >Erbbiologie des Menschen< bezeichnete Forschungsrichtung in Deutschland eingeführt, wobei es noch fünf Jahre dauern sollte, bis dieser Terminus im amerikanischen Raum unter „human genetics" Anwendung fand. Signalisiert wurde damit

„die grundlegende Veränderung der traditionellen Rassenhygiene durch die moderne Genetik und mit ihr den Rückzug auf die wissenschaftlich gebotene Grundlagenforschung. Mit diesem Schritt war im Grunde die Rassenhygiene in ihre neue disziplinäre Gestalt geführt worden." (Weingart/Kroll/Bayertz, 1988, S. 558).

Erneut stand die wissenschaftliche Untermauerung der genetischen Grundannahmen im Vordergrund. Die Betrachtung und Erforschung des menschlichen Genpools sollte durch die Strahlengefahr, eingeleitet durch die Ängste aufgrund der atomaren Verbrechen der USA im Jahre 1945 in Hiroshima und Nagasaki und das vorher vorhandene Wissen über die Mutationsmöglichkeiten durch Strahlung[34], einen Aufschwung verzeichnen. Dadurch flossen Gelder, um sich abermals

---

[34] Herman Joseph Muller (1890-1967) bekam 1946 für seine Verdienste einer genetischen Mutationsbewirkung durch radioaktive Strahlung und die daraus geschlussfolgerte Gefahr für den Menschen den Nobelpreis für Physiologie oder Medizin (vgl. Brockhaus Enzyklopädie, 1991, S. 166).

der Gefahr einer Entartung des menschlichen Erbmaterials entgegenzustellen.[35] Eines der Hauptthemen „Auf dem ersten internationalen Kongreß für Humangenetik 1956 in Kopenhagen war ... die ‚Strahlengenetik und die Mutationsforschung beim Menschen'“ (Kröner, 1997, S. 33). „Die >Erfassung< der Gesamtbevölkerung fand so eine neue Legitimation.“ (vgl. Weingart/Kroll/Bayertz, 1988, S. 592) mit wissenschaftlich begründeter Importanz.

3.2.1 Das eugenische Gedankengut nach 1945

Gedankengut lässt sich nicht wie Gesetze aus der Verfassung streichen. Es war möglich, dass diskreditierte Forscher z.B. nach Amerika gingen oder auch in Deutschland ungehindert weiterforschten. Otmar von Verschuer ist nur ein Beispiel: Bereits in den 1950er Jahren leitete er das Ordinariat für Humangenetik in Münster und 1966 erschien sein Buch *Eugenik. Kommende Generationen aus der Sicht der Genetik.* – sicherlich nicht ohne sich von den vorangegangenen Unmenschlichkeiten zumindest schriftlich zu verabschieden und seine geschäftliche Verbindung zum Auschwitz-KZ-Arzt Joseph Mengele öffentlich zu leugnen. Vielleicht gab es eine Wende in seinem Denken, die Fakten seiner Zusammenarbeit mit Mengele und dessen Bereitstellung von Menschenmaterial im Nationalsozialismus für Untersuchungen machen es zumindest recht schwer, dies zu glauben (vgl. ebd., 1988, S. 572-581, 420f.). Auch seine Gedanken zur *Eugenik der kommenden Generation* – trotz der Absage an ein staatliches Zwangsmaßnahmeprogramm – lassen dies nicht gerade vermuten.[36] So propagiert Verschuer eine Partnerwahl nach eugenischen Aspekten, d.h. nach erbgesundheitlichen Fragen. Sollten beim Partner „Störungen der körperlichen und geistig-seelischen Entwicklung“ vorliegen, ist die „Eugenische Eheberatung“[37] angebracht, die

---

[35] 1956-1960 wurden Gelder in Höhe von 13 242 572 DM bewilligt (vgl. Kröner, 1997, S. 32f.).

[36] Weitere Vertreter der Rassenhygiene, die nach der Diskreditierung unbehelligt weiterforschen konnten, können in: WEINGART, Peter/KROLL, Jürgen/BAYERTZ, Kurt (1988), Rasse, Blut und Gene: Geschichte der Eugenik und Rassenhygiene in Deutschland, Suhrkamp-Verlag, Frankfurt am Main, S. 564-572 nachgelesen werden.

[37] Die Praxis der eugenischen bzw. genetischen Beratung wird in Pkt. 3.4.3.1 und in 4.6 erläutert.

Aufschluss darüber gibt, ob das Paar Nachwuchs zeugen sollte (vgl. Verschuer, 1966, S. 79). Auch er verschreibt sich einer Freiwilligkeit, die sich jedoch durch die vertretene vernünftige Entscheidung gegen Nachwuchs bei der Gefahr von Erkrankungen leicht der Ansicht einer notwendigen Norm unterzieht.

Sterilisierungen waren auch nach 1945 an der Tagesordnung in Schweden, Finnland, Norwegen und den USA.[38] In Japan wurde gar erst 1948 ein Sterilisations- und Abtreibungsgesetz nach eugenischen Standards verabschiedet (vgl. Kühl, 1997, S. 194). Durch die Diskreditierung der Eugenik hielten es viele Reformeugeniker von Vorteil, Eugenik zwar zu betreiben, aber nicht von Eugenik zu reden. Die Freiwilligkeit der Inanspruchnahme eugenischer Maßnahmen sollte im Vordergrund stehen und eine „Bevölkerungskontrolle von unten" erreicht werden (vgl. ebd., 1997, S. 195f.).

3.2.2 Das CIBA-Symposium als Beispiel unveränderten Gedankenguts nach 1945

Dieser unverminderte eugenische Enthusiasmus schlägt sich im CIBA-Symposium mit dem Titel „Man and his Future" von 1962 in London nieder, auf dem 27 bedeutende Wissenschaftler über die biologische Zukunft der Menschheit diskutierten.[39]

---

[38] Erst mit dem am 1. Januar 1992 in Kraft getretenen Betreuungsgesetz wurden die „teilweise als diskriminierend empfundenen Vorschriften" (Heinz-Grimm, 1996, S. 375) vorherig geltender Gesetzgebung abgeschafft und eine Sterilisation Minderjähriger ist prinzipiell verboten sowie ist eine Sterilisation Nicht-Einwilligungsfähiger seitdem nur unter besonderen Umständen möglich (vgl. ebd., 1996, S. 375-388). Kritisch hinterfragt wird das Gesetz von Michael Wunder, in dessen Kritik er die Begriffe „einwilligungsunfähig" und „Zwangssterilisation" auseinander nimmt und erläutert, dass das Unvermögen von Menschen mit geistiger Behinderung, eine Entscheidung dahingehend zu treffen, kein Garant dafür ist, dass der Eingriff nicht als Zwang erlebt wird und mit psychischen Beschwerden einhergeht (vgl. Wunder, 1996, S. 392f.).
[39] Eine Thematik, die den Kongress bestimmte und die Menschheit von nun an in Angst und Schrecken versetzen sollte, war die Überbevölkerung, die mit „Armut, Umweltverschmutzung und politischer Instabilität" (Kühl, 1997, S. 235) gleichgesetzt wurde.

Der in Auszügen sogleich vorzustellende Vortrag von J.B.S. Haldane fungiert als Beispiel für eine nicht eingetretene Wende im eugenischen Denken. Haldane erläutert auf diesem Kongress:

„Die Anerkennung der menschlichen physiologischen Vielfalt ist von ungeheuerer Bedeutung. Sobald man ihre genetische Grundlage begreift, wird eine negative Eugenik im großen Maßstab möglich werden. *Vielleicht wird man keine Ehen verbieten müssen* [Hervorhebung K.L.]. Nur wenige werden den Wunsch haben, jemanden zu heiraten, der wie sie ein rezessives Gen für Mikrozephalie[40], angeborene Taubheit oder zystische Pankreas besitzt" (Haldane, 1966, S. 375).

Prüft man seine Ausführungen, ergibt sich, dass seine Vorstellungen zur Eugenik keinem Sinneswandel unterlagen und nur die angebotene Methode, die zur eugenischen Konsequenz führt, eine andere sein sollte. Statt Zwang hoffte Haldane auf die eigenverantwortliche (eugenische) Entscheidung des Einzelnen, der aus Vernunftgründen eine Fortpflanzung mit dem Risiko einer Krankheit ablehnen wird. Auch klingt in seiner Rede an, dass man *wahrscheinlich* keine Ehen verbieten muss; ausgeschlossen ist es aber nicht. Durch Aufklärung soll eine informierte Wahl getroffen werden können, wie ein nachfolgendes Zitat verdeutlicht:

„Wenn ein Mann mit rektaler Poliposis und eine Frau mit erblicher Bluterkrankheit[41] erkennen, daß es falsch wäre, Kinder zu haben, sollten sie aufgrund ihrer Einsicht wenigstens Verhütungsmittel benützen und erst heiraten, nachdem einer oder beide sterilisiert worden sind." (ebd., 1966, S. 380).

Auch der Nobelpreisträger Herman J. Muller kommt zu dem Schluss, dass, wenn man

„genetische Verschlechterungen vermeiden will, ... in jeder Generation jene etwa 20 Prozent der Bevölkerung, die stärker als der Durchschnitt mit genetischen Fehlern belastet sind, entweder nicht bis zur Geschlechtsreife gelangen [lassen soll]; wenn sie aber leben, so dürfen sie sich nicht fortpflanzen." (Muller, 1966, S. 281f.).

In Deutschland erntete das Symposium allerdings nur Skepsis und Ablehnung, wobei nichtsdestotrotz vermehrt humangenetische Institute neugegründet wurden.

„Zentren dieser neuen humangenetischen Forschung, die das Fach vor allem wieder an den internationalen Stand anschlossen, waren Freiburg unter Helmut

---

[40] Die Krankheitsbilder sind hier irrelevant und werden deswegen nicht erläutert.
[41] Siehe Fußnote 40.

Baitsch, Heidelberg unter Friedrich Vogel und Marburg unter Gerhard Wendt."[42] (Kröner, 1997, S. 38).

Daran und im vorher dargestellten Gedankengut wird erkennbar, dass ein Umschwung im Denken (noch) nicht eingetreten war, auch wenn für Muller und Haldane „Sozialismus und Eugenik sich gegenseitig ergänzende Bedingungen für eine humanere Gesellschaft" (Kühl, 1997, S. 92) waren.[43]

Mit der Betonung auf der individuellen Selbstbestimmung zu einer eugenischen Entscheidung lässt sich von einer „nachgefragten Eugenik" sprechen, deren Inanspruchnahme jedem Menschen offen steht. Doch auch die damalige „Bevölkerungseugenik" (im Gegensatz zu einer hier angestrebten „Individualeugenik") setzte zum Ziel der Erbgesundheit des „Volkskörpers" stets im Individuum an, denn der Einzelne war Angriffspunkt für Sterilisation und Euthanasie. Die wahre Unterscheidung liegt in der Festlegung von Freiwilligkeit oder Zwang.

3.3   Höhepunkte der humangenetischen Wissenschaft

Die Humangenetik befasst sich:

„als Fachgebiet der Medizin und Genetik … mit den Vererbungserscheinungen beim Menschen… Für die Aufklärung der Erbstrukturen ganzer Bevölkerungen werden im Rahmen der Populationsgenetik v.a. statist.[ische] Verfahren angewendet. In der Pränataldiagnostik und genet.[ischen] Beratung …, die sich mit der Ursache, Diagnose und Therapie genetisch fixierter Krankheiten beschäftigt, spielen gen-technolog.[ische] Methoden zunehmend eine Rolle." (Brockhaus, 2004, S. 2066).

Ulrich Beck führt aus, dass „Die Humangenetik … ihrer Anlage nach eine Erkenntnisform [ist], die auf eine eugenische Praxis zielt" (Beck, 1988, S. 50).

---

[42] Die eugenischen Vorstellungen der beiden deutschen Humangenetiker Vogel und Wendt werden im Punkt 4.2.2.1 vorgestellt, analog zu den Gedanken, die sich auf dem CIBA-Symposium herauskristallisierten.
[43] Die Vorstellungen über Eugenik von Haldane und Muller können in: KÜHL, Stefan (1997), Die Internationale der Rassisten: Aufstieg und Niedergang der internationalen Bewegung für Eugenik und Rassenhygiene im 20. Jahrhundert, Campus Verlag, Frankfurt am Main. nachgelesen werden.

Bereits nach dem Krieg waren die Vererbungsgrundlagen für das Turner-Syndrom[44] und das Down-Syndrom[45] bekannt geworden. Anfang 1970 ließen sich bereits ca. 1000 Krankheiten mit monogenetischer Ursache, d.h. der Zuständigkeit eines defekten Gens oder auf Basis von Chromosomenanomalien (z.B. Trisomie 21) katalogisieren. Die Anreicherung von Wissen hatte zur Folge, dass eine Ausweitung der humangenetischen Beratungsstellen eintrat (vgl. Kühl, 1997, S. 197). Die Geschichte der genetischen Beratung reicht weit zurück. Die erste Beratungsstelle in Deutschland wurde 1911 von Ernst Haeckel gegründet und sah sich einem eugenischen Interesse verpflichtet[46] (vgl. Samerski, 2002, S. 40f.). Der Terminus „genetic counseling" ist von Sheldon Reed[47] eingeführt worden, der Leiter (1947-1977) eines humangenetischen Institutes (Dight Institute, Minnesota) war. Reed vertrat die Ansicht, dass eine vernünftige Gestaltung der Weiterentwicklung des Menschen in der Beobachtung seiner Fortpflanzungsgewohnheiten liegt (vgl. Kühl, 1997, S. 201).

Mit der Entdeckung der Funktionsweise der Desoxyribonukleinsäure (DNS) im Jahre 1953 durch James Watson[48] und Francis Crick feierte die humangenetische Forschung einen entscheidenden Fortschritt, der 20 Jahre später mit der Erfindung der rekombinierten DNS wesentlich erweitert wurde. Mittels dieser Technik war es fortan möglich, einen Teil der DNS mittels Hilfe von Proteinen (Restriktions-

---

[44] Das Turner-Syndrom ist eine Art der Kleinwüchsigkeit, die nur bei Frauen vorkommt (vgl. Kühl, 1997, S. 197).

[45] Das Down-Syndrom wird auch Trisomie 21 genannt, da das 21. Chromosom statt zweimal dreimal vorkommt. Einhergehend mit dieser Chromosomenanomalie sind eine verzögerte, fehlgeleitete physische Entwicklung sowie eine geistige Behinderung mit individuell unterschiedlichen Schweregraden und somit individuell verschiedener Förderresonanz (vgl. Pschyrembel, 2004, S. 419). „Bei gezielter, frühzeitig begonnener u. individuell angepasster Förderung sind Kinder mit D.-S. lernfähig u. sozial gut integrierbar; sie können eine gewisse Selbständigkeit erwerben." (ebd., 2004, S. 420).

[46] Vgl. 4.2.1.

[47] Für Reed bedeutete die genetische Beratung eine „äußerst wichtige praktische Anwendung der in der Humangenetik gewonnenen wissenschaftlichen Erkenntnisse." (Schäfer, 1998, S. 189; zit. nach Reed 1955, 1980).

[48] Das nachfolgende Zitat von James D. Watson soll aus Gründen der Öffnung des Weitblickes für die finanziellen Hintergründe des Forschungsinteresses Anmerkung finden: „Die frühen fünfziger Jahre waren eine Zeit, in der man nicht vorsichtig und bedachtsam sein durfte, sondern einfach losrennen musste, wann immer ein Weg sich abzeichnete – vielleicht lagen hinter dem nächsten Hügel ja die Goldnuggets offen zu Tage. Als einer der Sieger mit weit mehr Glück, als ich je zu hoffen gewagt hätte, konnte ich nicht einfach stehen bleiben. Noch mehr *genetische Beute* [Hervorhebung K.L.] galt es zu erringen" (Watson, 2004, S. 116).

enzyme) vom restlichen Strang zu trennen und somit die Absonderung einzelner Gene und damit die Feststellung derer Wirkungsweise zu erzielen (vgl. Kevles, 1995, S. 30).

Zur Entschlüsselung des „genetischen Codes" des Menschen wurden 1988 17,2 Millionen Dollar bereitgestellt, die dem Human Genome Project (USA) zugute kamen, innerhalb dessen der Name James Watson als einer der führenden Leiter abermals Bedeutung erhält (vgl. ebd., 1995, S. 35). Das Erkenntnisinteresse lag in der Optimierung von „Diagnostik, Prävention und Therapie" (Lösch, 1998, S. 113) von Krankheiten. Die komplette Entzifferung im Sinne der gesetzten Vorgaben der Projekte erfolgte Ende 2003 (vgl. wikipedia, 2005). Hinter den Organisationen des Human Genome Projects ist/war die Präsenz zahlreicher Vertreter von Pharma- und Biotechnik-Konzernen nicht zu leugnen (vgl. Kevles, 1995, S. 37), was die Ansiedelung der „neuen" Eugenik im Sektor Medizin sowie die dahinter stehenden kapitalen Interessen beschreibt. Auch darum geht es im folgenden Abschnitt, wenn das Konzept einer liberalen Eugenik erläutert wird, innerhalb dessen es um die Aushandlung einer genetischen Verteilungsgerechtigkeit geht (vgl. Reyer, 2003, S. 172).

3.4 Das Konzept einer liberalen Eugenik – „Genetics & Justice" von Buchanan et al.

Die Darstellung erfolgt zur Bestimmung des gegenwärtigen Zeitgeistes bzw. der inhärenten Fragen der heutigen Eugenik, so dass diese Vorstellung als Erörterungsbasis für die im Kapitel III zu leistende Analyse der Neuheit der „neuen" Eugenik dient.

3.4.1 Einleitung in das Konzept

Bei den vier Autoren handelt es sich um drei Philosophieprofessoren und einen Professor für Medizinische Ethik. Da ich mich im folgenden Text nahezu ausschließlich mit ihrem Werk *From Chance to Choice, Genetics & Justice* (2001) auseinandersetze und der Großteil der Gedanken und Zitate aus dessen entnommen sind, beschränke ich mich bei den Literaturverweisen auf die Seitenzahl. Wird ein Gedanke zwischen diesen von anderen Autoren übernommen, erfolgt die gewohnte Literaturangabe. Nachstehende Gedanken von Buchanan et al. sind dann jeweils wieder nur durch die Seitenzahl angegeben.

An dem umfassenden Vorwort von Buchanan et al. lässt sich erkennen, dass sie eine differenzierte Auseinandersetzung und die Verallgemeinerbarkeit von Umgangsmöglichkeiten mit den neuen Optionen der Gentechnologie anstreben. Die Warnung mancher Kritiker „not to play God" empfinden sie als unzureichend und unangemessen, da dadurch kein Ansatz geliefert werden kann, auf welchen sozialethischen Prinzipien sich eine Auswahl und Beurteilung der Möglichkeiten gestalten kann. Sie verwehren sich gegen eugenische Stigmatisierungen, da diese nur als Totschlagargumente fungieren, die zu keiner Lösung der Konflikte beitragen (vgl. S. 10).

Sie fragen sich, ob die Menschheit eine ethische Basis besitzt, um die „genetics power" weise und menschlich einzusetzen. Sie stehen für ein ethisch-moralisches Konzept ein, dass solch einen Umgang versucht zu gewährleisten und zudem die „mistakes and evils of the eugenics movements of the late nineteenth century and early to mid-twentieth centuries" zu vermeiden weiß (S. 5).

„We argue that although respect for individual autonomy requires an extensive sphere of protected reproductive freedoms and hence a broad range of personal discretion in decisions to use genetics interventions, both the need to prevent harm to offspring and the demands of justice, especially those regarding equal opportunity, place systematic limits on individuals' freedom to use or not to use genetic interventions." (S. 14).

3.4.2 Leitgedanken

Ihre obersten Prinzipien sind Gerechtigkeit und die Vermeidung von Leid (vgl. S. 15). Im Mittelpunkt ihrer Analyse stehen ihre Vorstellungen über Gerechtigkeit ausgehend von der Gerechtigkeitsphilosophie John Rawls, in deren Zentrum die Gleichheit aller Menschen verankert ist, die sich der Notwendigkeit der Erlangung dieser durch Abbau oder Aufbau ungünstiger bzw. günstiger sozialer Einflussfaktoren verschreibt und dadurch gleiche Möglichkeiten für alle zulässt. Darin ist eingeschlossen, dass es ungerecht ist, wenn Menschen mit den gleichen Fähigkeiten und dem Willen, diese auch zu nutzen, durch soziale Strukturen eingeschränkt werden, wie z.B. durch ein Elterhaus mit niedrigem Bildungsniveau (vgl. S. 66f.).

Hinsichtlich genetischer Krankheiten kann das eine Intervention bedeuten, um Gleichberechtigung durch Heilung oder Prävention zu erlangen (vgl. S. 16), denn „neighter equality of opportunity nor a commitment to attaining a more just distribution of resources requires efforts to eliminate all inequalities in natural asset." (S. 101). Auch das Eingreifen „to counteract the opportunity-limiting effects of natural inequalities that not constitute diseases." erklären die Verfasser für vertretbar (S. 96). Inne steht dem eine theoretische Basis, die eine Unterscheidung zwischen Krankheiten (oder psychischen Konstitutionen) im Sinne von begrenzten Potentialen herstellt.[49] Eingriffe dürfen sich nicht auf anerkannte Krankheiten beschränken, sondern sollten auch psychische Defizite, die zur Deprivation des Menschen führen, mit einschließen (vgl. S. 72). Jürgen Reyer schreibt dazu, dass die Tendenz bei liberalen Eugenikern besteht,

„keine prinzipielle ethische Differenz zwischen therapeutischer und verbessernder genetischer Intervention zu sehen, dies unter anderem deswegen, weil der Krankheitsbegriff gegenüber kulturellen Einflüssen nicht neutral sei." (Reyer, 2003, S. 193).

Im Fazit halten sie Einmischungen in die menschliche Natur zu deren Steigerung zum Teil gar verbindlich und notwendig, um Ungleichheiten abzubauen und dem Einzelnen seinen gerechten Platz in der Gesellschaft zuzuweisen. In ihren Worten:

---

[49] Nachzulesen ist dies in der verwendeten Literatur: BUCHANAN, Allan/BROOK, Dan W./DANIELS, Norman/WIKLER, Daniel (2001), From Chance to Choice: Genetics and Justice, Cambridge University Press, Cambridge, 1. Aufl.: 2000, S. 72-76.

„some accounts enhancements may be not only permissible but obligatory, as a matter of justice." (S. 96). Bei den unerlässlichen Optimierungsmaßnahmen verwehren sie sich gegen eine Abhängigkeit von materiellen Mitteln:

„If access to this "enhancement" technology depended solely on ability to pay, then its use would exacerbate and perpetuate disadvantages already suffered by the poor and various minority groups, including disadvantages that are the result of the past injustices." (S. 97).

3.4.3   Wer entscheidet, was perfekt ist?

Die reproduktive Selbstbestimmung ist das zentrale Thema. In ihrer Analyse fragen sie danach, ob es moralisch verwerflich ist, wenn Eltern das Beste für ihre Kinder wollen. Dies kann durch die Verbesserung der Umwelt und auf dem Wege einer genetischen Intervention erreicht werden (vgl. S. 156). Gefahren bietet ebenso die soziale Umgebung, wenn Eltern z.B. Anschauungen weiterreichen, die moralisch nicht erstrebenswert sind (z.B. rassistische Vorurteile[50]). Die Akzeptanz einer veränderten Umwelt ist kaum umstritten. Geht es jedoch um genetische Eingriffe, ist die Vorstellung verbreitet, dass der Mensch dabei grundlegend verändert werden würde und ein anderer Mensch entsteht. Inne liegend, so die Autoren, steht dem die paradoxe Problematik, dass ein genetischer Determinismus der Wegbereiter solcher Anschauungen ist, denn wenn ein genetischer Eingriff zweifelhafter als eine umweltverändernde Einwirkung erscheint, ist davon auszugehen, dass angenommen wird, die Gene alleinig bilden den Großteil des Charakters eines Menschen (vgl. S. 159-161).

Da die sozialisierenden oder die sozialen Effekte bedeutende Nebenwirkungen aufweisen können (wie z.B. eine ungebildete Familie, die ihren Kindern eine mangelhaft Bildung zukommen lässt bzw. zukommen lassen kann), stellt dies, im Gegensatz zu den Gegnern genetischer Interventionen, für die Autoren keine Begründung für das Verwerfen genetischer Verbesserungsmöglichkeiten dar. Als Lösungsansatz, wie man mit den Kontroversen umgehen könnte, stellen

---

[50] In ihren Worten: „Also, it is worth remembering that if stereotypes or prejudices are a problem, they are a problem for environmental interventions as well." (S. 164).

sie vorab in den Mittelpunkt, dass die Intervention stets zum Interesse des Einzelnen dienen soll, wie im medizinischen Sektor verankert ist, dass die Behandlung der Fürsorge des Patienten dient (vgl. S. 165f.). Die Autoren gelangen zusammenfassend zu der Einstellung, dass kein Grund existiert, der es rechtfertigt, genetische Verbesserungen im Gegensatz zu umfeldbedingten strikt abzulehnen. Im Gegenteil vertreten sie eine Position, die es durchaus gestattet, dass der Staat rechtliche Vorgaben im Bereich genetisch möglicher Steigerung anbietet, wie dies schon jetzt im Falle von medizinischen Behandlungen oder dem Recht auf Bildung angewandt wird, gerade um die möglichen Gefahren einzudämmen.

3.4.3.1 Genetische Beratung

Basierend auf dem Postulat der reproduktiven Selbstbestimmung steht heute die selbst bestimmte informierte Entscheidung als Handlungsweg im Vordergrund, die sich auch in den Prämissen einer non-direktiven Beratung widerspiegelt, die im Punkt 4.6 eingehender erläutert werden. Der Berater soll eine nicht richtungsweisende oder wertende Informationsfunktion innehaben, die neutral, d.h. nicht beeinflussend, den zu Beratenden über das gesundheitliche Risiko des zu erwartenden Kindes aufklärt. Die Werte und Vorstellungen des Ratsuchenden sollen seine Wahl leiten (vgl. S. 255f.).

Die Autoren zeigen auf, dass es Leiden gibt, bei dem es moralisch gesehen nötig ist, diese zu vermeiden, so dass sie trotz aller Vorzüge die non-direktive Beratung in Frage stellen. Aufbauend auf dem Glauben und dem Recht, dass Eltern das Beste für ihre Kinder erreichen möchten, werden diese in Fällen „of genetically transmitted harmful conditions ... voluntary, even eagerly, avail themselves of genetic information and interventions that will prevent harmful conditions for their children." (S. 256). Diese „harmful conditions" bezeichnen die Verfasser als „wrongful life" oder „wrongful disability" (S. 256).

3.4.3.2   Was ist „wrongful life" oder „wrongful disability"?

"A life not worth living is not just worse than most peoples' lives or a life with substantial burdens; it is a life that, from the perspective of the persons whose life it is, is so burdensome and/or without compensating benefits as to make death preferable." (S. 224).

Ist die Möglichkeit nicht gegeben, das Leiden durch andere Fähigkeiten zu kompensieren und somit ein gehaltvolles Leben zu führen (wie z.B. bei dem Verlust eines Sinnes), so dass aufgrund der begrenzten Fertigkeiten das Leiden im Vordergrund steht, ist die Prävention durch Nicht-Existenz moralisch obligatorisch (vgl. S. 240). Als Beispiel geben die Autoren die Tay-Sachs-Krankheit[51] und die Lesch-Nyhan-Krankheit[52] an, die so leidvoll sind, dass es besser wäre, nicht zu existieren (vgl. S. 233). Die Verfasser plädieren dafür, „that there are some cases, albeit very few, in which it would be clearly and seriously morally wrong for individuals to risk conceiving and having such a child." (S. 241). Es nicht in ihrem Interesse, „"preventing lives" marked by disabilities that do not permit such a high quality of life", jedoch bei „starkem Leiden" ist „this form of "prevention" … not permissible but morally obligatory for parents given the choice, at least with respect to severe disabilities." (S. 47f.).

3.4.3.3   Was bedeutet Selbstbestimmung im Kontext reproduktiver Freiheit?

Unter dem Gesichtspunkt der reproduktiven Freiheit betrifft die selbst bestimmte Entscheidung das Leben eines anderen Individuums mit, so dass eine Grenze zwischen der persönlichen Selbstbestimmung und einer Wahl gezogen werden muss, die auch andere angeht. Der Nachwuchs steht in Verbindung mit der

---

[51] Bei dieser Krankheit handelt es sich um eine Nervenkrankheit mit tödlichem Ausgang (vgl. Kühl, 1997, S. 196).
[52] Die Lesch-Nyhan-Krankheit ist eine Nervenkrankheit mit folgender Symptomatik (u.a.): geistige Behinderung, selbstverletzendes Verhalten an Fingern und Mund, Fieberanfälle über 41°C und Gicht (vgl. Pschyrembel, 2004, S. 1033).

Gesellschaft, da die Kinder die folgenden Mitglieder einer Gesellschaft bilden. Selbstbestimmung ist so lange ein unantastbares Recht, solange keinem anderen Menschen dadurch Schaden zugefügt wird (vgl. S. 214-218).

„The fundamental interests of a child place moral limits on this parental self-determination, as is reflected in typical child abuse and neglect laws. Thus the interests of the child and of the person the child will become are one source of moral limits on this parental self-determination (United Nations 1959)." (S. 218).

Anhand dessen sollten Parameter und Grenzen bestimmt werden, die eine Aussage darüber treffen, welche genetischen Interventionen notwendig und welche zu verwerfen sind (vgl. S. 218). Die Autoren unterscheiden

„zwischen individuell nachgefragten genetischen Interventionen („Personal Service Model") und freiheitsbeschränkenden Interventionen, die im Interesse des öffentlichen Gesundheits- und Wohlfahrtswesens („Public Health Model") notwendig sein könnten" (Reyer, 2004, S. 11; vgl. nach Buchanan et al., 2000, S. 13ff., 53ff., 371ff.).

3.5   Zusammenfassung

In diesem Punkt wurde nachvollzogen, wie sich die Strukturen der Eugenik nach ihrer Diskredition aufgrund der nie zu vergessenden Verbrechen im Namen der Eugenik gestalteten. Die Eugenik erhielt in seinem Wandel eine neue Form, welche das veränderte Paradigma von Zwang zu Freiwilligkeit sowie den variierten Ansatz von Bevölkerungs- zu Individualeugenik signalisiert. Der Einzelne wurde in das Hauptaugenmerk der Betrachtung gerückt und sollte unter Wahrung seiner Individualrechte, wie das Recht auf individuelle und reproduktive Selbstbestimmung, *freiwillig* die Angebote eugenischer Maßnahmen in Anspruch nehmen. Die beispielhaften Aussagen von Verschuer, Haldane und Muller verdeutlichten, dass sich das vorhandene Gedankengut nach 1945 von dem vor 1945 zunächst wenig unterschied. Die Hoffnung, dass jeder Mensch aus Vernunftgründen kranken Nachwuchs ablehnen wird, bestand weiterhin, wie schon im Ansinnen mancher alter Eugeniker. Dass zeigt, dass es keine klare Trennlinie zwischen „alter" und „neuer" Eugenik gibt. Ihr Facettenreichtum beweist, dass menschlich vertretbare Elemente bereits in älteren Konzeptionen (z.B. Galton oder das Genetische Manifest) enthalten waren und somit nicht die Diskreditierung der Eugenik den Wendepunkt zur „neuen" Eugenik darstellt.

Die Ansiedelung der Eugenik erfolgte in den Bereich der Humangenetik bzw. wurden in die Humangenetik alle Hoffnungen (bereits vor 1945) gesetzt, da dieser ihrer Definition nach die Erforschung genetisch bedingter Krankheiten inne liegt. Durch neue wissenschaftliche Erkenntnisse sollte eine „vernünftige" Wahl möglich werden. Zur Erlangung dieser Entscheidung soll die genetische Beratung die nötigen, nicht beeinflussenden Informationen liefern. Der „Sieg der Genetik über die Eugenik führte diese Wende herbei" (Weingart/Kroll/Bayertz, 1988, S. 635).

Um die Komplexität der „genetics power" (Buchanan et al.) zu verdeutlichen, wurde das Konzept einer liberalen Eugenik vorgestellt, welches einen verallge-meinerbaren Umgang mit den neuen Möglichkeiten der Reproduktionsmedizin sucht. Dem Recht auf reproduktive Selbstbestimmung ist Rechnung zu tragen, wobei eine Grenze gezogen werden muss, was moralisch vertretbar und was bei Interventionen am Menschen nicht erlaubt sein sollte. Innerhalb dieser Selbstbe-stimmung müssen die Rechte davon betroffener Menschen und die Interessen der Gesellschaft gewahrt bleiben. Dass diese Konzeption kritischer Beleuchtung bedarf, wird sich in Punkt 6 dieser Arbeit zeigen.

Kapitel II   **– Vorstellung zweier Verfahren der neuen**

Reproduktionstechnologien –

die Pränataldiagnostik (PND) und die

Präimplantationsdiagnostik (PID)

„meiner Ansicht nach kann es zwischen dem Wissenschaftler und dem Staat niemals gut gehen, ihre Gesichtspunkte sind zu verschieden, für einen Wissenschaftler ist die Wissenschaft die Erkenntnis, für den Staat aber ist sie etwas anderes, für den Staat,..., ist die Wissenschaft die Macht, für den Staat ist der Wissenschaftler nur ein Werkzeug, das er sich leistet, um Macht zu erlangen, und selbstverständlich erwartet er von dem Werkzeug, denn er bezahlt es ja, eine totale Unterwerfung unter die Ziele, die er verfolgt, der Wissenschaftler hält sich für frei, weil er die Wahrheit erforscht, tatsächlich aber ist er ohne sein Wissen eingeordnet, domestiziert, gefangen. "

(Merle, 1971, S. 213)

4.   Pränatale Diagnostik – eugenische Methoden im HUMANgenetischen Gewand?

Über diese Thematik zu schreiben, erfordert ein enormes Fingerspitzengefühl, will man sich vor undifferenzierten Aussagen schützen. Sei es die Darstellung der alten, immens facettenreichen Eugenik oder die Beurteilung der „neuen" Eugenik, in diesem Punkt insbesondere die Pränataldiagnostik (PND).

4.1   Einleitung

Pränataldiagnostische Maßnahmen kennzeichnen alle vorgeburtlichen Verfahren, die Aufschluss über Erkrankungen des Fötus geben können. Betroffene Paare sollen nicht mehr auf Nachwuchs verzichten müssen, sondern durch die Errungenschaften der Wissenschaft eine „Probeschwangerschaft" (Nippert) eingehen können, die meist in einem Abbruch bei der Diagnose einer nicht behandelbaren Krankheit endet, da es keine Therapiemöglichkeit gibt (vgl. Rifkin, 1998, S. 203).

Punkt 4.2 vermittelt die Geschichte der PND, die nicht losgelöst von ihren Leitgedanken und historischen Vorläufern erörtert werden kann (4.2.1). Die Gewichtungen der Prämissen Freiwilligkeit und Selbstbestimmung sind nicht neu und stellen Gedankengerüste vergangener Jahrzehnte dar. Wie im 3. Punkt deutlich wurde, zeichnete sich bereits in den Nachkriegsjahren (und davor, z.B. bei Galton) die Betonung auf der Selbstbestimmung ab und das Individuum rückte mehr und mehr in den Vordergrund, womit erkennbar Abstand von einer Verbesserung des Genpools genommen wurde. Zur Veranschaulichung findet in 4.2.2 die Darstellung des Tenors der „neuen" Eugenik ihren Raum, zu deren Vergegenständlichung die Aussagen der Humangenetiker Vogel und Wendt die Basis bilden (4.2.2.1) und in 4.2.2.2 konkret auf das Postulat der Selbstbestimmung eingegangen wird.

Nach der historischen Abhandlung der Thematik werden die Ziele und die Möglichkeiten der PND erklärt (4.3), wobei Verfahren wie der Triple-Test (4.3.1), die Amniozentese (4.3.2) und die Chorionzottenbiopsie (4.3.3) Erläuterung finden, um einen Einblick in die Leistbarkeit der PND zu bekommen.

Weiterhin werden insbesondere einige Schwangerschafts-Ratgeber-Dokumente (4.3.4) ausgewertet. Die Berechtigung liegt in der Annahme, dass die vorgestellte Literatur von schwangeren Frauen eher zu Informationen herangezogen wird, als die in dieser Arbeit verwendete Fachliteratur. Eine weitere Begründung liefert die Veranschaulichung der verbreiteten Vorstellung, die Maßnahmen der PND könnten der Beruhigung dienen.

Damit zusammenhängend wird im folgenden Abschnitt (4.5) das Problem statistischer Wahrscheinlichkeiten über komplexes menschliches Leben vorgestellt, wobei vorerst eine Einschätzung über die Problematik der Wahrscheinlichkeit an sich geschieht (4.5.1) und anschließend konkret auf die Tragweite statistischer Wahrscheinlichkeiten innerhalb der PND (4.5.2) eingegangen wird.

Nachfolgend im Punkt 4.4 werden die Zielstellungen für die Pränatale Diagnostik anhand der Richtlinien der Bundesärztekammer in Verbindung mit dem vorgestellten Stoff analysiert und kritisch beleuchtet.

Im Anschluss daran vollzieht sich eine Einschätzung über die Situation des Beratungsgespräches (4.6) mit seinen möglichen Komplikationen in der Entscheidungsfindung. Diese Beurteilung ist wichtig, um die Entwicklung von einer erzwungenen zu einer nachgefragten Eugenik nachvollziehen zu können.

In 4.7 werden die wissenschaftlichen Errungenschaften erläutert, die mit der Ausweitung der Inanspruchnahme pränataldiagnostischer Maßnahmen verknüpft sind. Die dazugehörigen gesetzlichen Grundlagen, wie der Paragraph 218a des Strafgesetzbuches (StGB), der die Bedingungen des straffreien Schwangerschaftsabbruch regelt (4.7.1) und die Rechtssprechung in Fällen des „Kindes als Schaden" (4.7.2) stehen mit der Ausdehnung in Verbindung, die insgesamt dazu führte, dass vorgeburtliche Untersuchungen heute bereits als Routineuntersuchungen gelten und das einstige Ansinnen der Inanspruchnahme für Risikoklientel de facto aufgehoben ist (vgl. Wunder, 2001, S. 17).

An letzter Stelle folgt ein Fazit (4.8) mit eingefügter Auswertung des vorgestellten Stoffes.

Erwähnt sei, dass es der Rahmen dieser Arbeit nicht erlaubt, eine weltweite Geschichte der PND zu entwerfen und das Augenmerk wie in den vorangegangenen Punkten in Deutschland verankert bleibt.

4.2   Geschichte der Pränatalen Diagnostik

Nachdem die Diskreditierung der Rassenhygiene und somit der Eugenik aufgrund der Verbrechen des Nationalsozialismus[53] eintrat, musste sie mehr oder weniger im Untergrund ausharren und konnte mit der Verbreitung der „neuen" Ziele und der Absage an eine menschenverachtende Eugenik wieder auf der Oberfläche ankommen. Die genetische Grundlagenforschung kam in der Zwischenzeit nie zum Stillstand. Besonders in den Vereinigten Staaten, die mit ihrer Vorreiterrolle durch die Entdeckung der Chromosomenanzahl und der Darstellung über die Funktionsweise der DNS durch Watson und Crick im Jahre 1953 die Anerkennung der Humangenetik einleiteten, konnte diese Akzeptanz bis nach Deutschland transportiert werden (vgl. Samerski, 2002, S. 42).

Eine Aufwertung der Eugenik durch ihre Ansiedelung in die Humangenetik[54] war folglich schnell wieder eingetreten und in Deutschland wurde die Arbeit durch genetische Familienberatungen in den 1960er Jahren wieder aufgenommen (vgl. ebd., 2002, S. 43). In den 1970er Jahren wurden umfangreiche medizinische Studien mit öffentlichen Geldern gefördert, die zur Etablierung der genetisch ausgerichteten PND in der Bundesrepublik führte (vgl. Schindele, 1990, S. 52).

---

[53] Vgl. 2.6.
[54] Vgl. 3.2.

4.2.1 Leitgedanken der Pränatalen Diagnostik und ihre historischen Vorläufer

Genetische Beratungsstellen gibt es seit Beginn des 20. Jahrhunderts. Die erste Beratungsstelle in Deutschland wurde 1911 von Ernst Haeckel[55] gegründet und sah sich einem eugenischen Interesse verpflichtet, d.h., die Verbesserung des Genpools (die Gesamtheit aller Gene einer Bevölkerung) der Menschheit und nicht die Befähigung zu einer informierten selbst bestimmten Entscheidung stand im Vordergrund. Man spricht von einer damaligen Bevölkerungseugenik und könnte heutzutage äquivalent von einer Individualeugenik sprechen. Die Beratungsstellen gestalteten sich in Form von Eheberatungsstellen, in dessen Kern der Beratung eine Erbprognose durch eine Stammbaumanalyse stand, die je nach der daraus folgenden Erkenntnis zur Abratung oder zum Rat zur Fortpflanzung beitrug bzw. eine Ehetauglichkeit oder Untauglichkeit hinsichtlich der Familienplanung bescheinigte (vgl. Samerski, 2002, S. 40f.). Stefan Kühl führt dazu aus, dass die Leitung der Beratungsstellen immer mehr aus den Händen der Eugeniker glitt und in den Forschungszweig der Humangenetik überführt wurden, so dass sich die Akzeptanz der Öffentlichkeit in Bezug auf Reproduktionsfragen verbesserte und die Fortpflanzung vom öffentlichen in den privaten Bereich verschoben wurde und somit im Einklang mit dem Bestreben der Reformeugeniker stand, deren Ziel das eugenische Verantwortungsbewusstsein des Einzelnen war (vgl. Kühl, 1997, S. 236f.).

Über die Verschärfung dieser Praxis im Nationalsozialismus wurden bereits eingehende Ausführungen unter Punkt 2.6 vorgenommen. Wichtig in diesem Punkt ist die Bewusstwerdung, dass sich ein Zweig der Eugenik, die humangenetische Beratung, recht früh entwickelte und bis heute nicht an Bedeutung verloren hat. Interessant ist vor allen Dingen, dass sich die Wissenschaft unabdingbarer Weise weiter entfaltet hat, doch die Grundlage, anhand derer die Befunde oder die Risiken ermittelt werden, sind zwar durch Studien erweitert, im Wesentlichen

---

[55] Ernst Haeckel war Zoologe und Naturphilosoph und lebte von 1834-1919. Haeckel „war ein führender Vertreter der Darwinschen Evolutionstheorie" (Großes Lexikon, S. 358).

jedoch gleich geblieben. Damals wie heute liefern statistische Wahrscheinlichkeiten die Basis, die kaum genaue Aussagen über das tatsächliche Risiko und die Schwere oder den Verlauf einer weitergegebenen Krankheit treffen können.[56] Auch gegenwärtig ist es üblich, mittels Stammbaumanalysen zu Prognosen über mögliche gesundheitliche Risiken des Fötus vor der Schwangerschaft Auskunft zu geben.

Wenn man von den zwei verschiedenen Ansätzen ausgeht, also einmal der Wunsch nach der Verbesserung des Genpools, also der Gesamtheit der Menschen bzw. des (deutschen) Volkes und des heutigen Ansinnens, dass die einzelne Frau eine individuelle, selbst bestimmte Entscheidung zu treffen vermag, mag die Basis für die damalige Forderung adäquat erscheinen. Für unsere Zeit jedoch ist sie gemessen an den Postulaten der Individualität und der Selbstbestimmung[57] kaum tragbar, da keine auf die betroffene Person explizit zugeschnittene Aussage getroffen werden kann. Erwähnt werden muss dazu, dass die Entwicklungen und Erkennungsmöglichkeiten der Ultraschalluntersuchung[58] heute präzise Aussagen zulassen, allerdings ist die Schwangerschaft dabei meist in einem fortgeschrittenen Stadium, so dass eine Entscheidung für einen Abbruch aufgrund zum Teil ungenauer Prognosen erschwert ist und zu psychischen Belastungen führt bzw. führen kann. Für multifaktorielle Erkrankungen gibt es (noch) keine Alternative zu statistischen Wahrscheinlichkeiten[59], die vor den späteren Untersuchungsverfahren lediglich möglich sind. Für viele Frauen ist die Option mittels der PND zu einer Information über den Gesundheitszustand ihres Kindes zu gelangen, ein Segen. Dennoch müssen die Nachteile der PND beleuchtet werden.

---

[56] Im Laufe der Zeit haben sich die technischen Möglichkeiten und die dazugehörigen Testverfahren verändert, wohingegen die um 1900 wieder entdeckten Gesetze der Vererbung von Gregor Mendel früher alleinig die Grundlage der Prognosen lieferten.
[57] Siehe dazu Punkt 4.2.2.2.
[58] Der Ultraschall stellt „elektrische Bilder durch reflektierende Schallwellen" dar, die einen „optischen Querschnitt durch den lebenden Körper" bieten, womit ein „Eindringen in den unsichtbaren Innenraum" der Schwangeren möglich wird (vgl. Baumgarten, 2001).
[59] Mehr zu statistischen Wahrscheinlichkeiten in Punkt 4.5.

4.2.2 Der Tenor der „neuen" Eugenik

Innerhalb der kurzen Zeitspanne zwischen Diskreditierung und Akzeptanz der Humangenetik waren Kosten-Nutzen-Analysen, wie sie im Nationalsozialismus vorkamen[60], um 1970 bereits wieder möglich. Eine explizite Kosten-Nutzen-Rechnung soll an dieser Stelle nicht vorgestellt werden, vielmehr soll die Möglichkeit dieses Denkens durch die Vergegenwärtigung des damaligen Zeitgeistes mittels einiger prägnanter Zitate zweier Humangenetiker erreicht werden. Gekoppelt ist diese Aufschlüsselung an das Konzept der Selbstbestimmung.

4.2.2.1 Die deutschen Humangenetiker Wendt und Vogel

So schreibt der Humangenetiker G. G. Wendt 1970:

„Ein eminent wichtiges Problem im Sinne der prophylaktischen Medizin ist die vollständige und möglichst frühe Erfassung aller Kinder, die aus genetischen oder anderen Gründen körperlich oder geistig behindert sind. … Die Realisierung eines solchen Programmes ist nicht nur aus ethischen und menschlichen Gründen dringend, sie wäre trotz der Kosten auf lange Sicht auch volkswirtschaftlich sinnvoll." (Wendt, 1970, S. 156f.).

In diesem Satz sind die Verdachtsmomente einer staatlich organisierten Bevölkerungseugenik, die zwar nicht durch Zwang, aber anderweitig funktioniert, offen vorzufinden. Zum einen spricht Wendt von einem „Programm", dass alle von der Norm abweichenden Kinder „dringend" registrieren sollte, obwohl damals wie heute kaum Therapiemaßnahmen angeboten werden können, und zum anderen verweist er darauf, dass ein „volkswirtschaftlicher" Nutzen dabei entsteht. Die Vorstellungen von Eugenik, die schon seit Jahrzehnten das menschliche Denken faszinierten, sind also nach der Diskreditierung längst nicht verschwunden, wie auch schon im Punkt 3.2.1 und 3.2.2 festgestellt wurde.

Um finanzielle Zuwendungen vom Staat zu erhalten, stellten Humangenetiker(innen) Kosten-Nutzen-Analysen auf, die die Kostendämpfung mittels vorge-

---

[60] Siehe 2.6.1 und 2.6.2.

burtlicher präventiver Untersuchungen aufgrund der Eindämmung der Geburt behinderten Nachwuchses bereithielten (vgl. Schindele, 1990, S. 52f.).

Der Humangenetiker Vogel schreibt ebenfalls 1970:

„Betrachten wir noch einmal die relativ geringe Zahl der Personen, die unsere Hilfe in Anspruch nehmen, so müssen wir folgern: Der Effekt unserer Familienberatung, auf die Gesamtbevölkerung bezogen, ist relativ sehr gering. Ein eugenisches Ziel können wir damit offenbar nicht verfolgen; für uns steht der Dienst am einzelnen und an der einzelnen Familie ganz im Vordergrund. ... Trotzdem glaube ich auf der anderen Seite nicht, daß die Beratung ... auf die Dauer ganz unwirksam sein muss." (Vogel, 1970, S. 100).

Dieses erklärt er im Anschluss daran, dass durch die Zunahme an Beratung, die Familien selbst bei einer Gefahr für das Kind „durch Konzeptionsverhütung" (ebd., 1970, S. 100) dem entgegenwirken wollen, was ein Verzicht des Kinderwunsches bedeutet. Vermuten lässt sich anhand dieser Aussage, dass ein Bedauern des nicht Eintretens eines eugenischen Effektes besteht, was verstärkt wird durch die Betonung auf der dennoch nicht zu deklarierenden Unwirksamkeit der genetischen Beratung im Sinne einer freiwillig nachgefragten und auf Vernunftgründen basierenden Eugenik.

4.2.2.2   Das Postulat der Selbstbestimmung

Da ein staatlich geregeltes Programm zur Verbesserung des Genpools nicht möglich war, setzte man in den Anfängen der 1970er Jahre auf die selbst bestimmte Entscheidung, die vernünftigerweise zu einer freiwilligen Abwendung der Gefahr einer Behinderung oder Krankheit des Kindes führen sollte[61], was in der Regel häufig nur ein Schwangerschaftsabbruch leisten kann, da keine Heilungschancen bestehen.

---

[61] Der Wunsch eines freiwilligen Verzichts auf Nachkommen ist bereits im Punkt 3.2.2 erläuterten CIBA-Symposiums von 1962 zum Tragen gekommen und steht ebenfalls in der Denktradition Galtons.

Die Gesundheit des Einzelnen und dessen Leidminimierung und nicht die des Volkskörpers stand im Vordergrund, womit Zwang durch „eine Art ›Alltagseugenik‹ (Degener) [ersetzt wird], die im Namen von ›Selbstbestimmung‹, ›Verantwortung‹ und ›Wahlfreiheit‹ auftritt" (Lemke, 1999, S. 111).

Im Versuch einer Klärung, wie bereits Anfang 1970 dem Kosten-Nutzen-Denken abermals Vorschub geleistet werden konnte, tendiert die Einschätzung zu der Unmöglichkeit innerhalb der Zeitspanne zwischen Diskreditierung und Akzeptanz der Humangenetik (diese ja nicht zum Erliegen kam) eine tatsächliche Veränderung in den Geisteshaltungen zu erlangen. Die angeführten Zitate der damaligen Humangenetiker Vogel und Wendt haben gezeigt, dass eine Wende hin zum Individuum angesinnt wurde. Bei näherer Betrachtung jedoch war dieser Umschwung auch unumgänglich.

Mit dem Hintergrund des Hereinspielens der gesellschaftlichen Struktur ist es schwer, von einer freien selbst bestimmten Entscheidung zu sprechen, da dies in dem vielschichtigen Kontext gar nicht möglich ist (man bedenke allein das Umfeld der Frau: der Partner, Verwandte, Bekannte, Freunde etc., die Einfluss auf die Entscheidung haben können). Die Positionen innerhalb der Debatte zur PND selbst reichen von der Negierung der humangenetischen Möglichkeiten, weil sie als ein Werkzeug der Repression und der Unfreiheit gesehen werden bis zur Ansicht einer nützlichen Hilfestellung zu mehr reproduktiver Autonomie (vgl. Arz de Falco, 1998, S. 268). Dass sich diese freie Entscheidungssituation implizit zur Pflicht verkehrt, da die „Konstruktion von Risikopersonen, Risikopaaren, Risikoschwangerschaften etc. die Moralisierung abweichenden Verhaltens und die Zuweisung von Schuld und Verantwortung" (Lemke, 2004, S. 21) erleichtert, sei betont. Die so selbst getroffene „eigene" Entscheidung wird unangreifbar. Schlussfolgernd ist die Deklarierung dieser komplexen Situation mit dem Motto der Selbstbestimmung kaum vereinbar, da viele Faktoren, die zur Entscheidung beitragen, außerhalb des Selbst angesiedelt sind.

Die Befähigung zu einer selbst bestimmten Entscheidung unterliegt dem Wunsch eines jeden Menschen. Um eine selbst bestimmte Entscheidung zu gewährleisten, müssen alle Facetten einer Thematik betrachtet werden. Bei der Problematik der

PND geht um das Aufzeigen der wissenschaftlichen Diagnose- und Therapiemöglichkeiten, der Thematisierung des Schwangerschaftsabbruches, insbesondere der späte Abbruch mit den eventuell eintretenden psychischen und physischen Belastungen durch die Totgeburt des Kindes und auch um eine differenzierte Darstellung vom Leben mit einem behinderten Kind.

In einem Dokumentarfilm über die pränataldiagnostischen Erfahrungen von Katja Baumgarten mit dem Titel: *Mein kleines Kind – My Little One, Pränatale Diagnostik – Danach...* (2001) ist das gesamte folgenschwere Spektrum nach einer Prognose einer Chromosomenanomalie in der 20. Schwangerschaftswoche mittels einer feindiagnostischen Ultraschalluntersuchung mit dem Hinweis, dass die Prognose als „deutlich schlecht bezeichnet"[62] werden muss, anschaulich dargestellt. „Die sofortige Beendigung der Schwangerschaft ist in dieser Situation der übliche Weg." heißt es da vom Facharzt für Pränataldiagnostik und „Sie müssen sich entscheiden!". Doch für oder gegen was soll sich entschieden werden anhand dieser unsicheren Prognose und der Unvorstellbarkeit, wie es nach einer Geburt sein wird? Was bedeutet ein Leben mit einem behinderten Kind? Die interviewte betroffene Frau hat Angst, dass die Kraft dafür nicht ausreicht und davor, was dies für sie und ihre anderen (gesunden) drei Kinder bedeuten könnte. Die Entscheidung für oder gegen das zu erwartende Kind ist für sie das Schlimmste, denn man trifft sie „anhand von Vorstellungen und Bildern". Sie muss über etwas entscheiden, was sie „gar nicht vorhersehen kann" und fragt sich, wie sie über etwas entscheiden soll, was sie nicht weiß. Sie fühlt sich in ihrer Entscheidung allein gelassen. Vom Partner schon vor der Diagnose getrennt, weil er ein viertes Kind nicht akzeptieren konnte und in ihrer Entscheidungssituation negiert, weil er nicht versteht, wieso es sich bei diesem medizinischen Befund überhaupt um eine Entscheidung handeln soll. Eine Austragung wäre „unzumutbar" und eine „Quälerei" für das Kind. Das Gefühl „zweier Wirklichkeiten" entsteht: Zum einen ihre eigenen Emotionen gegenüber der Schwangerschaft in

---

[62] Die Zitate entstammen dem Dokumentarfilm: Baumgarten, Katja (2001), Mein kleines Kind-My Little One, Pränatale Diagnostik- Danach..., Dokumentarfilm, Ein Projekt im Rahmen der Förderung durch das Dorothea-Erxleben-Programm; gefördert mit Mitteln der kulturellen Filmförderung des Landes Niedersachsen, des Kulturamts der Stadt Hannover und nordmedia, Deutschland.

ihrem Inneren und zum anderen die Ultraschallbilder (von außen), die sie als „gruselig" empfindet.[63]

Nach den hier angeschnittenen Problematiken sollen im weiteren Punkt die Ziele und Möglichkeiten der PND herausgestellt werden, um zu verdeutlichen, was nach heutigem Stand der Medizin geleistet werden kann.

4.3   Ziele und Möglichkeiten der Pränataldiagnostik

Durch die technischen Errungenschaften in den letzten Jahrzehnten sind die Methoden der Überprüfung des Fötus im Mutterleib vielseitiger und präziser geworden. Ein Beispiel ist der Ultraschall, der als Routineuntersuchung in der Schwangerschaftsvorsorge gilt. Mittels Schallwellen werden Bilder des Fötus aus dem Mutterleib auf einen Bildschirm übertragen. Physische Daten des Embryos, die auf Krankheiten hinweisen können, lassen sich daran erkennen (vgl. Weikert, 1998, S. 107).

Weitere Testmöglichkeiten sollen nachfolgend vorgestellt werden. Ziel aller Tests ist es, Krankheiten, genetische Defekte bzw. Behinderungen schon im Mutterleib zu erkennen, wobei allerdings in den wenigsten Fällen ein adäquates Therapieangebot gegenüber gestellt werden kann. Die Schwangere hat somit in den meisten Fällen für sich „lediglich" die Frage zu beantworten, ob sie ein behindertes Kind gebären möchte/kann oder nicht, da daran ableitbar wird, welche Untersuchungen in Frage kommen und welche nicht notwendig sind. Entscheidet sich die Frau gegen eine Abtreibung, fallen Vorsorgemaßnahmen hinsichtlich des Aufdeckens von Behinderungen, z.B. des Down-Syndroms[64], weg. In der Praxis

---

[63] Sie entschließt sich für die Geburt und lehnt nachfolgende Operationen ab, weil sie nicht möchte, dass ihr Kind auf der Intensivstation stirbt. Selbst Hebamme bekommt sie das Kind zu Hause im Kreise ihrer Kinder und ihrer Familie. Martin Tim stirbt wenige Stunden nach der Geburt an den prognostizierten genetischen Defekten.

[64] Dabei handelt es sich um eine Chromosomenanomalie, wobei das Chromosom 21 nicht doppelt, sondern dreifach vorhanden ist, weswegen sie auch Trisomie 21 genannt wird. Es handelt sich nicht um eine vererbbare Erkrankung. Sie ist gekoppelt an eine „normabweichende" geistige

gestaltet sich dies äußerst selten so, da durch viele Faktoren eine informierte und selbst bestimmte Inanspruchnahme solcher Verfahren nicht möglich ist.

4.3.1 Der Triple-Test

Der Triple-Test untersucht die Beziehung von drei festgelegten Eiweißen zueinander. Das Alpha-Feto-Protein (AFP) und die zwei Hormone freies Östriol (E^3) und beta- Choriondonatropin (ß- HCG), die sich im mütterlichen Blut finden. Er kann in der 14. bis 16. Schwangerschaftswoche durchgeführt werden (vgl. Caritas, 2002, S. 16). Der Triple-Test kann über die Wahrscheinlichkeit von Down-Syndrom und weiteren Chromosomenkrankheiten, Anenzephalie[65] sowie anderen Neuralrohrdefekten eine Aussage treffen (vgl. BZgA, 2004).

In dem Dokument von Stefan May *Autonomiekonflikte in der Humangenetik: professionsrechtliche Aspekte einer Theorie reflexiver Modernisierung* (2003) wird in einem Interview mit einem Humangenetiker zum Triple-Test kritisch ausgeführt:

„der Triple-Test ist so schlecht, ... daß der nicht länger wirklich haltbar ist. ... Dieser völlig irre Test, mit acht bis zwölf Prozent falsch positiven Werten- das muß man sich mal vorstellen: wenn Sie bei hundert Frauen einen Triple-Test machen, und alles richtig machen, dann haben sie zwölf Frauen, die letztlich nur durch eine Amniozentese beruhigt werden können. Und Sie finden in zwölf Amniozentesen nichts." (May, 2003, S. 84).

Der Triple-Test ist folglich bei einem negativen Befund nur eine Vorstufe zu weiteren Tests. In einem Informationsblatt, erhältlich in humangenetischen Beratungsstellen, unter *Schematische Darstellung der erwarteten Befunde beim sogenannten „Triple-Test"* wird zusammenfassend die Leistbarkeit des Testes erklärt:

Entwicklung und eine Vielzahl der Betroffenen leidet an Herzfehlern (vgl. Pschyrembel, 2004, S. 419f.).
[65]Ein Defekt, der zum schnellen Tod führt, da Großteile der Schädeldecke und des Gehirnes fehlen (vgl. Das große Fremdwörterbuch, 1999, S. 58).

„Wird bei 1000 Frauen ein sogenannter „Triple-Test" durchgeführt, sind folgende Ergebnisse zu erwarten: 40 Frauen haben ein erhöhtes Risiko für ein Kind mit Neuralrohrdefekt (z.B. „offener Rücken"), jedoch sind nur zwei Kinder davon tatsächlich betroffen. 80 bis 100 Schwangerschaften zeigen ein erhöhtes Risiko für Down-Syndrom, tatsächlich betroffen davon sind nur 1 bis 2 Kinder. Von den verbleibenden ca. 870 Schwangerschaften ohne erkennbare Risikoerhöhung wird ein Kind dennoch eine der genannten Erkrankungen haben" (Holzgreve et al.).

Anhand dieser Erläuterung verdichtet sich die Fragwürdigkeit des Triple-Testes, da aufgrund seiner unsicheren Aussagen eine Entscheidung für oder gegen den Fötus nicht getroffen werden kann. Im Gegenteil tritt eine unnötige Verunsicherung ein. Dennoch wird er sehr häufig durchgeführt und auch von den „Nutzerinnen" meist als harmlose Routinemaßnahme in Form einer Blutabnahme verstanden (vgl. Friedrich et al., 1998, S. 69f.).

Warum dieser Test verbreitete Anwendung findet, kann nur vermutet werden. Die dargestellten Fakten bescheinigen keine Vorteile, da lediglich die Kontrolle durch andere Tests Klarheit bringen kann. Gründe seiner Präsenz dürften in der Einfachheit und der Frühzeitigkeit seiner Durchführung liegen.

4.3.2 Die Amniozentese

Ein weiteres seit 1970 mögliches Verfahren ist die Amniozentese (Amnion bedeutet Fruchtblase; Amniozentese heißt Fruchtwasseruntersuchung). Der Frau wird mittels einer Hohlnadel, die durch die Bauchdecke in die Fruchtblase eindringt, Fruchtwasser (14-18 ml) entnommen. In dieser Flüssigkeit existieren abgelöste Haut- und Schleimzellen des Fötus, welche in einer Nährlösung zur Fortentwicklung animiert werden (vgl. Caritas, 2002, S. 17). Der Eingriff kann erst ab der 15. bis 19. Schwangerschaftswoche durchgeführt werden (wobei die Schwangerschaftswochenangaben von Literatur zu Literatur schwanken) und die Ergebnisse sind erst in zwei bis drei Wochen verfügbar (vgl. Arz de Falco, 1996, S. 32). Ein Fehlgeburtsrisiko ist stets mit eingeschlossen, wobei auch diese Angaben je nach Literatur von 0,5% bis 3% schwanken. Je nach Vorannahme kann das Risiko einer Fehlgeburt höher sein, als das eingeschätzte Risiko für ein

Kind mit Down-Syndrom. Das ist, neben einer großen Anzahl an Fehlbildungen und genetischen Veränderungen, einer der Defekte, die mittels der Fruchtwasseruntersuchung entdeckt werden sollen. Laut Vivian Weigert sind Fehldiagnosen bei einer Amniozentese selten (vgl. Weigert, 2001, S. 80).

4.3.3 Die Chorionzottenbiopsie

Das folgende Verfahren wird als Chorionzottenbiopsie bezeichnet, weil für diese Methode der Plazenta (Mutterkuchen) die kindlichen Zellen entnommen werden (die so genanten Chorionzotten), anhand derer Chromosomenveränderungen und vererbbare Krankheiten bzw. Behinderungen oder Stoffwechselstörungen diagnostiziert werden können. Die Erkennung von Neuralrohrdefekten ist nicht möglich. Die Gewinnung der Zellen erfolgt entweder transvaginal (durch die Scheide) mittels eines Katheders oder transabdominal (durch die Bauchdecke) (vgl. ebd., 2001, S. 93). Auch hier werden die Zellen in einer Nährlösung zur Entfaltung angeregt und ein Ergebnis ist nach acht bis zehn Tagen erreichbar. Die Ausführung erfolgt in der 10.-12. Woche, wobei auch hier ein Fehlgeburtsrisiko von 0,5-2% besteht und Fehldiagnosen vorkommen können (vgl. BZgA, 2004).

Bei den genannten Verfahren[66] handelt es sich außer beim Triple-Test und dem Ultraschall (so genannte nicht-invasive Methoden) um invasive Untersuchungen, d.h., sie werden innerhalb des Mutterleibes durchgeführt. Ihnen allen gemeinsam ist, dass sie Krankheiten und Behinderungen des Fötus aufdecken, was dann wiederum zu der Frage des Schwangerschaftsabbruches führen kann.

---

[66] Neben diesen bekannten Methoden gibt es noch einige weitere, die selten praktiziert werden, da sie sich entweder noch in der Erprobungsphase befinden oder risikoreich sind. Diese sollen hier deswegen nicht näher erläutert werden (vgl. Sicht-Wechsel e. V., 1998, S. 28).

4.3.4 Diskurs zu einigen Schwangerschaftsratgeber-Dokumenten

Für diese Arbeit ist es vorteilhaft, neben wissenschaftlicher Literatur auch Informationsbroschüren und andere Schriften zu beleuchten, von denen auszugehen ist, dass diese von der Gesamtbevölkerung bei einer Schwangerschaft eher zu Rate gezogen werden als Fachlektüre. Mit dem folgenden Beispiel wird aufgezeigt, wie in diesem Bereich die Aufklärung über Sinn und Zweck der Schwangerschaftsvorsorge erfolgt und welches Bild dadurch vermittelt wird.

So heißt es in einem Buch von Ravensburger Familie und Gesundheit mit dem Titel *Schwangerschaftsvorsorge-Untersuchungen/Ernährung/Rechtsfragen/ Notfälle/Geburtsmethoden* (1999) im vierten Kapitel *Spezielle Untersuchungen*:

„Problemen, die man nicht durch die üblichen Vorsorgeuntersuchungen in den Griff bekommt, oder familiären Erbleiden wird man mit speziellen Tests begegnen. Neben der medizinischen Klärung leisten diese Untersuchungen auch Ihnen und Ihrem Partner gute Dienste: sie sind eine *fabelhafte Beruhigung* [Hervorhebung K.L.], weil sich der Verdacht auf die Erkrankung des Kindes in Luft auflöst oder – falls Sie Zweifel haben, ob sie die Schwangerschaft fortsetzen wollen – wissenschaftliche Fakten als Entscheidungsgrundlage liefern." (Stoppard, 1999, S. 55).

Einige notwendige Fakten wurden vergessen: Hier wird weder angesprochen, warum Frau und Partner Zweifel haben könnten, die Schwangerschaft fortzusetzen, noch, welche „wissenschaftliche Fakten" zur Entscheidungsfindung beitragen können. Im Gegenteil erhält das „weil", warum diese Untersuchung „gute Dienste" leistet im genannten Satz den „in Luft aufgelösten Verdacht"; Zweifel lediglich ein „falls" und die Ausklammerung mittels zweier Parenthesen. Hervorgehoben wird hier offensichtlich die *Beruhigung*, die Zweifel nebenbei ohne genaue Deklarierung eingefügt. Auch in den weiteren Ausführungen dieses Ratgebers wird das nicht geleistet.

Folglich lässt sich aus diesem Ratgeber schließen, dass sich die Frau nicht zu sorgen braucht und dass die Untersuchungen der Beruhigung dienen. Im Zweifel kann die Wissenschaft die Fragen beantworten. Um welche Fragen es sich handelt, bleibt im Verborgenen. Der Schwangerschaftsabbruch wird nicht konkretisiert und es wird nicht darauf eingegangen, dass die Versorgung eines kranken Kindes eine Belastung darstellen kann, die zum Besorgnis über dessen Austragung führt. Es taucht keine Kritik an den Untersuchungsverfahren auf, auch wenn auf das Fehlgeburtsrisiko hingewiesen wird, wobei die Aussage des Risikos für eine Beeinträchtigung des Fötus 1:200 nicht kommentiert ist. Auch werden mögliche psychische Belastungssituationen aufgrund von Ungewissheiten beim Abwarten des Testergebnisses nicht erwähnt.

Insgesamt erscheint die Darstellung im Buch von Frau Dr. Stoppard hinsichtlich der Thematik der PND als äußerst unzureichend und undifferenziert. Dennoch spiegelt die Lektüre wider, dass die Diagnostiken zur Beruhigung eingesetzt werden (vgl. [u.a.] Friedrich et al., 1998, S. 73), obwohl dies ihrer Bestimmung nach nicht möglich ist.

Ein Faltblatt der Bundeszentrale für gesundheitliche Aufklärung (BzgA) zeigt sich deutlich aspektreicher. Die Broschüre gibt Aufschluss über den Nutzen und auch die Nachteile pränataldiagnostischer Maßnahmen und verweist auf die notwendige genaue Aufklärung, um sich gezielt für oder gegen Untersuchungen entscheiden zu können. Sie zeigt auf, dass die Ergebnisse nicht allein zur Beruhigung dienen können, sondern die Gedanken über ein positives Testergebnis und deren möglichen Konsequenz einer Abtreibung mit einschließen müssen (vgl. BZgA, 2004).

Auch wird erläutert, dass die medizinisch festgeschriebene Altersindikation (Empfehlung zu Untersuchungen ab dem 35. Lebensjahr) nicht unmittelbar zu Komplikationen während der Schwangerschaft führen muss, da die meisten Kinder „unabhängig vom Alter der Frau gesund zur Welt" (ebd., 2004) kommen. Es wird erklärt, dass davon ausgegangen wird, „dass die Wahrscheinlichkeit für einige chromosomale Abweichungen beim Ungeborenen mit zunehmendem Alter der Frau ansteigt." (ebd., 2004). Weiterhin ist zu lesen:

„Laut Statistik bekommt im Alter von 30 Jahren eine von 1000 Frauen ein Kind mit einem Down-Syndrom, im Alter von 35 sind es 3 und im Alter von 40 sind es 9 Frauen. Dennoch werden insbesondere Frauen ab 35 vorgeburtliche Untersuchungen nahe gelegt." (ebd., 2004).

„Ueber 80% der ca. 80 000 PND/Jahr dienen dem Aufschluss von Chromosomenfehlverteilungen wie Trisomie 21 oder Trisomie 18" (Schröder-Kurth, 1999, S.

29), obwohl das Risiko selbst ab der bestimmten Altersindikation von 35 Jahren recht gering ist.

Trotz Wissenslage der behandelnden Ärzte geht es bei der PND oft weder um das so genannte Risikoalter einer Frau, noch um die der Diagnostik inne stehende Logik beziehungsweise logische Frage, ob sich die werdenden Eltern ein Leben mit einem behinderten Kind vorstellen können oder nicht. Auch Frauen außerhalb des Risikoalters werden verschiedenste Verfahren zur Überprüfung der Gesundheit des Fötus angeboten, weil dies der gängigen Praxis entspricht oder von den Frauen gewünscht wird[67].

Anhand dieser Beispiele wird eine Handhabung deutlich, die mit den Prämissen der einschlägigen Fachliteratur nicht zu vereinbaren ist.

4.4   Zielstellungen für die Pränatale Diagnostik nach den Richtlinien der Bundesärztekammer

Nachdem durch die Vorstellung der Methoden die Möglichkeiten der PND aufgezeigt wurden, möchte ich nun auf deren Ziele eingehen. Nach den Richtlinien der Bundesärztekammer werden folgende Ziele angegeben:

„•   Störungen der embryonalen und fetalen Entwicklung zu erkennen,
•   Durch Früherkennung von Fehlentwicklungen eine optimale Behandlung der Schwangeren und des (ungeborenen) Kindes zu ermöglichen,
•   Befürchtungen und Sorgen der Schwangeren zu objektivieren und abzubauen und
•   Schwangeren Hilfe bei der Entscheidung über die Fortsetzung oder den Abbruch der Schwangerschaft zu geben." (Bundesärztekammer,   2003).

Daraus ergeben sich für jeden Punkt eindeutige Schwierigkeiten, die in den nächsten Abschnitten entfaltet werden sollen.

---

[67] Siehe Punkt 4.7 zur sogenannten „Angstindikation", die häufiger Grund einer freiwilligen Inanspruchnahme unter dem Risikoalter ist.

4.4.1 Erkennung von Störungen der embryonalen und fetalen Entwicklung

Zum ersten Punkt ist die Frage aufzuwerfen, inwieweit es als sinnvoll erachtet werden kann, Störungen festzustellen, die nicht behoben werden können. Sicherlich kann es nicht darum gehen, alle Untersuchungen als unsinnig einzustufen. Es ist wichtig zu wissen, ob sich der Fötus gut entwickelt und seine Herz- und Atemfunktionen (z.B.) richtig ausgebildet sind. Auch ist jede Überprüfung richtig, wenn sich die Frau nicht für ein behindertes oder krankes Kind entscheiden kann und somit anhand einer Risikoermittlung oder eines präziseren positiven Testergebnisses bei fortgeschrittener Schwangerschaft, die Alternative des Abbruchs wählt, da keine Therapie ausführbar ist.

Interessant bei all den Bemühungen ist:

„Von 800 000 Lebendgeburten jährlich haben 3% behandelbare Störungen und 1% schwere Krankheiten oder Behinderungen, davon 10% ein Down-Syndrom. Bei vorgeburtlichen Screeningmaßnahmen[68] sind also 96% der untersuchten Ungeborenen ohne Befund. Frauen über 35 sind zwar prozentual häufiger mit einem Kind mit Down-Syndrom schwanger, auf die 92% der Schwangeren, die jünger als 35 sind, entfallen aber in absoluten Zahlen ⅔ der Kinder mit Down-Syndrom." (Perl, 2003, S. 2).

Die Wahrscheinlichkeit, in seinem Leben durch einen Unfall eine nicht behandelbare Behinderung zu erleiden, ist um ein vielfaches höher, als während der Schwangerschaft. Dennoch wird z.B. kein psychologisches Portrait beim Erlangen des Führerscheins erstellt, um durch festgelegte Items zu prognostizieren, wie defensiv sich der Nutzer im Straßenverkehr verhalten wird, um ihn dann einer Risikoklasse zuordnen zu können oder gar aus dem Verkehr zu ziehen, um auf diesem Wege Behinderungen durch Autounfälle zu vermeiden.

Die Anwendungsmöglichkeiten der modernen Medizin werden immer wieder zu Kontroversen und Paradoxen führen. In einem Artikel der Süddeutschen Zeitung vom 06.05.2005 wird beschrieben, wie ein Kinderarzt aus Bonn bereits Föten im

---

[68] „Das S.[creening]-Verfahren wird in der mediz.[inischen] Diagnostik zur breitangelegten Früherkennung von Krankheiten innerhalb einer Bev.[ölkerung] oder einzelner Gruppen eingesetzt" (Brockhaus Enzyklopädie, 1993, S. 12).

Mutterleib operiert, die ansonsten vermutlich gleich nach der Geburt aufgrund von Krankheiten oder Behinderungen gestorben wären. In seinen 45 Versuchen konnte er 26 Kindern helfen bzw. das Leben retten (u.a. waren dabei Kinder mit einer Spina bifida[69]) (vgl. Kuhrt, 2005, S. 1). Damit stellt sich kaum die Frage, ob man einer solchen Operation nicht zustimmen würde, wenn sie das Leben des Kindes erhalten kann.[70] Die Option, dass das Kind dabei stirbt, ist ebenfalls gegeben. Wird diese Frage der Operation mit „ja" beantwortet, ist ersichtlich, dass dann wiederum die Methoden der PND genutzt werden müssten, um die Notwendigkeit einer Operation feststellen zu können.

4.4.2 Durch Früherkennung von Fehlentwicklungen eine optimale Behandlung der Schwangeren und des (ungeborenen) Kindes zu ermöglichen

Trotz solcher Heilungsversprechen wie die des Bonner Kinderarztes können gegenwärtig leider kaum Therapieangebote gemacht werden. Derzeit lassen sich von den Krankheiten, die mittels PND entdeckt werden können, nur unter 15 Prozent kurieren (vgl. Rifkin, 1998, S. 203). Es ist daher wichtig, von Anfang an zu bedenken, wie eine Situation gelöst werden soll, in der der Risikobefund für eine Behinderung des Kindes spricht. Die Entscheidung für oder gegen einen Abbruch bei einem positiven Befund ist kann in beiden Fällen quälend sein (vgl. ebd., 1998, S. 203). Außerdem sollte der Schwangeren immer offen und eindeutig

---

[69] Spina bifida ist ein „Sammelbegriff f.[ür] alle angeb.[orenen] Spaltbildungen im hinteren ... und vorderen ... Teil der Wirbelsäule" (Pschyrembel, 2004, S. 1710), die je nach Ausmaß der Schädigung unterschiedlich schwerwiegende physische und/oder physische Belastungen nach sich zieht (vgl. ebd., 2004, S. 1710).
[70] Neuste Studien gehen von einer schädigenden Wirkung des Fruchtwassers aus, das durch den „offenen Rücken" (Spina bifida) ins Innere des Fötus gelangt und „die bloßliegenden Nervenstrukturen angreift" (Lenzen-Schulte, 2005, S. N1). Eine Vergleichsstudie in den USA soll Aufschluss darüber geben, inwiefern ein „Überdecken des offenen Rückens vorteilhaft ist" (ebd., 2005, S. N1). Zur Überprüfung der Hypothese sollen hundert Kinder im Mutterleib behandelt werden und bei „hundert weiteren wird die Läsion erst nach der Geburt geschlossen." (ebd., 2005, S. N1). Die gegenwärtigen Resultate bezeugen, „daß eine Operation am Ungeborenen schwerwiegende Komplikationen der Spina bifida verhindern kann." (ebd., 2005, S. N1).

nahe gelegt werden, dass sie von ihrem Recht auf Nicht-Wissen Gebrauch machen kann und die Untersuchungen unter der Prämisse der Freiwilligkeit stehen.

4.4.3 Befürchtungen der Schwangeren objektivieren (abbauen)

Es ist unerlässlich, genau zu erläutern, was ein Test auszusagen vermag und worauf sich die Prognose stützt und inwiefern man also die „Sorgen und Befürchtungen" der Schwangeren abbauen kann.

Was bedeutet es, wenn von einem Risiko gesprochen wird? Welcher Hintergrund ergibt sich? Wird z.B. die Dicke der Nackenfalte des Fötus untersucht, wie dies beim Frühultraschall passiert, und diese entspricht nicht der Norm, dann ist das statistisch ermittelte Risiko kein hundertprozentiges Indiz für ein Kind mit Down-Syndrom, sondern es sagt lediglich aus, dass die Wahrscheinlichkeit bei einer Testgruppe von Kindern mit normabweichender Nackenfaltentransparenz, wie es fachmännisch heißt, mit einem Down-Syndrom geboren zu werden, prozentual höher ist, als bei der Kontrollgruppe mit normaler Nackenfaltendicke (vgl. Sancken, 2005).

Die Problematik gestaltet sich demnach folgendermaßen: Da sich ein Großteil der Diagnosen, wie im nächsten Punkt gezeigt wird, auf statistische Wahrscheinlichkeiten stützt, können keine präzisen Aussagen darüber getroffen werden, ob das Kind tatsächlich behindert sein wird. Auch ist es nicht möglich darzustellen, welchen Verlauf und welche Schweregrade bestimmte Krankheiten nach sich ziehen. In vielen Fällen wird der Frau bzw. den Eltern nicht ausreichend verständlich gemacht, inwieweit eine Prognose zuverlässig ist oder sein kann. Die Wörter Prognose und Diagnose schließen anhand ihrer begrifflichen Bestimmung sicherlich den Gehalt der Sache mit ein, aber die wahre Bedeutung des Begriffs der Wahrscheinlichkeit wird nicht in der Weise hervorgehoben, wie sie es verdient.

4.4.4 Schwangeren Hilfe bei der Entscheidung über die Fortsetzung oder den Abbruch der Schwangerschaft zu geben

Somit muss zum vierten Punkt gesagt werden, dass eine detaillierte und exakte Beschreibung des Testergebnisses unerlässlich ist, um den Betroffenen in ihrer Entscheidungsfindung wahrhaft zur Seite stehen zu können und ein differenziertes Bild zu vermitteln. Wie der Auszug des Interviews mit einem Humangenetiker über den Triple-Test[71] dokumentierte, vermag aufgrund mangelnder Aus- und Fortbildung nicht jeder Gynäkologe bzw. nicht jede Gynäkologin dies zu leisten. Aus einem anderen Blickwinkel betrachtet, wie in Punkt 4.7 ausgeführt wird, spielen rechtliche Grundlagen, Arbeitszeit und Abrechnungsmöglichkeiten, etc. eine Rolle, die Eigendynamiken produzieren, die nicht in jeder Hinsicht sinnvoll und nicht leicht wieder zu stoppen sind.

4.5 Zum Problem statistischer Wahrscheinlichkeiten über komplexes menschliches Leben

Im Anschluss soll die Basis der Humangenetik, d.h. die Bestimmung von Befunden anhand von statistischen Wahrscheinlichkeiten, vergegenständlicht und kritisch reflektiert werden.

4.5.1 Einleitende Gedanken zur Wahrscheinlichkeit

Wie im Punkt 4.4.3 schon angeführt, ist es problematisch, anhand von Wahrscheinlichkeiten über menschliches Leben Auskunft zu geben. Von Wahrschein-

---

[71] Vgl. 4.3.1.

lichkeiten macht man Gebrauch, wenn es nicht möglich ist, eine präzise Aussage zu treffen.

„Wahrscheinlichkeitslehre ist also demjenigen nützlich, der eine Frage beantworten will, die er nicht mit Gewissheit beantworten kann. Er versucht seinen Wissensstand mit Hilfe der Wahrscheinlichkeiten dafür abzuklopfen, welche Antwort er geben sollte." (Randow, 2004, S. 18).

Von den berühmten Kugeln in den Urnen ausgehend, wobei sich eine rote, eine gelbe und eine grüne Kugel in der Urne befinden, beträgt die Wahrscheinlichkeit ⅓ für jede dieser Kugeln, gezogen zu werden. Überträgt man diese Ausgangssituation auf eine größere Stichprobe, z.B. statt einer gelben, einer roten und einer grünen Kugel von jeder Farbe 1000 Kugeln, dann beträgt die berechenbare Wahrscheinlichkeit ebenfalls ⅓, um auszusagen, wie wahrscheinlich es ist, eine rote Kugeln zu ziehen (nämlich 1000 (rote)/3000 (insgesamt) = gekürzt: ⅓). Wird dieses Experiment tatsächlich durchgeführt, ist nicht gesagt, dass nicht zuerst 468 grüne und dann 589 gelbe Kugeln zum Vorschein gebracht werden, ehe überhaupt eine rote Kugel gezogen wird, bis letztlich alle 3000 Kugeln gezogen sind. Diese wurden dann also nicht mit einer Wahrscheinlichkeit von 0,3 (Periode) % (also stets eine rote, dann eine grüne und dann eine gelbe Kugel) erhalten, aber im Endresultat entspricht es ungefähr diesem Wert. Die berechenbare Wahrscheinlichkeit kennzeichnet eine „relative Häufigkeitsverteilung", bei der davon auszugehen ist, dass sich bei Vergrößerung der Experimentvoraussetzungen die Wahrscheinlichkeit um 0,3 (Periode) % bewegen wird, diesen Wert aber nicht zwangsläufig erreichen muss (vgl. ebd., 2004, S. 53).

4.5.2 Statistische Wahrscheinlichkeiten innerhalb der Pränatalen Diagnostik

Was heißt das für komplexes menschliches Leben vor allem in Bezug auf die PND? Es erscheint zunächst sehr rational, Leben überhaupt in Zahlen zu fassen. Dazu kommt, dass diese Zahlen schnell falsch gedeutet werden können. Nicht zu verachten ist die psychologische Komponente, die Zahlen bei den Betroffenen auslösen können. Dazu finden sich im Buch von Vivian Weigert *Bekommen wir ein gesundes Kind?* : *pränatale Diagnostik ; was vorgeburtliche Untersuchungen nutzen* (2001) anschauliche Beispiele: In einer Studie wurde einer Gruppe Schwangeren gesagt, ihr Baby habe mit 20-prozentiger Wahrscheinlichkeit ein Down-Syndrom, der anderen Gruppe, ihr Kind habe zu 80% kein Down-Syndrom. Die Bereitschaft zu einer Amniozentese war in der ersten Gruppe deutlich höher als in der zweiten. Daran lässt sich erahnen, wie wichtig das Beratungsgespräch und die sensible Auswertung eines auffälligen Befundes nach einer Untersuchung ist. Der Arzt/Berater kann durch die Wahl seiner Ausdrücke die Eltern lenken, ohne dies bewusst zu wollen (vgl. Weigert, 2001, S. 46).

Eine andere Situation zeigt, wie unterschiedlich eine positiv formulierte Aussage gegenüber einer negativen wirken kann. Was hört sich gefährlicher an, ein Risiko von 1:350 oder die Phrase: „Positiv gesagt liegt die Wahrscheinlichkeit, dass ihr Kind kein Down-Syndrom hat, bei 349 von 350." (ebd., 2001, S. 46)?

Weitaus offenkundiger wird es beim dritten Beispiel:

„Wenn Sie nun lesen, dass das Risiko bei einer 40-jährigen Frau in den dazwischen liegenden fünf Jahren von 1:350 auf 1:123 gestiegen ist, finden Sie diesen Unterschied groß oder klein? Und wie ist es, wenn dasselbe prozentual ausgedrückt wird, also dass die Wahrscheinlichkeit von 99,7 Prozent auf 99,2 gesunken ist?" oder „Wie würde es Ihnen gehen, wenn man Ihnen beispielsweise nach einer Blutuntersuchung wie dem Triple-Test sagt, Ihr statistisches Risiko sei 1:70 im Vergleich zu dem Ihrer Altersgruppe von 1:700? Würden Sie denken Ihr Risiko sei zehnmal so hoch? Würden Sie dasselbe denken, wenn man Ihnen sagte: Die Wahrscheinlichkeit, dass Ihr Kind gesund ist, liegt bei 98,6 Prozent im Vergleich zu dem Ihrer Altersgruppe von 99,8 Prozent?" (ebd., 2001, S. 47).

Es ist grotesk, wie unterschiedlich dieselben Fakten durch andere Zahlenbeschreibungen wirken, gar falsch interpretiert werden können. Im eben genannten Exempel ist es für die meisten nicht schwer zu beantworten, wie bedrohlich solch ein Unterschied von 1,2% bewertet werden muss, wenn es darum geht, weitere Tests in Anspruch zu nehmen, um diese Diagnose zu bestätigen oder wieder zu verwerfen. Gerade da die möglichen folgenden invasiven Testverfahren (wie Amniozentese, Chorionzottenbiopsie etc.) ein nicht zu verachtendes höheres Fehlgeburtsrisiko mit einschließen können, als das Risiko eines kranken Kindes an sich beträgt. Allerdings kommt es darauf an, ob die Schwangere ein behindertes Kind abtreiben würde oder nicht, auch wenn in wenigen Fällen eine Auswahl der Verfahren auf dieser Überlegung beruht (vgl. [u.a.] Friedrich et al., 1998, S. 73f., S. 84ff.). Auch ist der Ultraschall zu erwähnen, der mit keinem Risiko für das Kind verbunden ist (nach heutigem Stand der Wissenschaft) und durch die technische Optimierung viele Defekte erkennen kann und eine ungefährliche Erkennungsmethode bietet, auch wenn dadurch das Leid durch einen späten Abbruch nicht gemindert werden kann.

Aufgrund ihrer Basis entsprechen die getroffenen Diagnosen, da sie auf Wahrscheinlichkeiten und somit relativen und nicht genau abgebbaren Häufigkeitsverteilungen beruhen, in einigen Fällen nicht den Tatsachen, so dass es bedenklich ist, wie viele Kinder aufgrund solcher Befunde abgetrieben wurden und werden, die gesund zur Welt gekommen wären. Ein Erfahrungsbericht einer Frau, die sich aufgrund eines auffälligen Befundes durch eine Amniozentese gegen das Kind entschieden hat, „bereut noch heute, einer Autopsie zugestimmt zu haben, bei der im übrigen eine anatomisch vollkommen normale Entwicklung des Fötus festgestellt worden ist." (Schindele, 1990, S. 144). Damit ist nicht gesagt, dass sich nicht im Laufe der Entwicklung eine geistige Behinderung eingestellt hätte, aber allein die Regeln der Wahrscheinlichkeit machen die eben getroffene Aussage sehr wahrscheinlich.

Wahrscheinlichkeiten werden also als Wirklichkeit verkauft, weil ihre Tragweite nicht erkannt werden kann. Durch die Darstellung der Zahlenbeispiele ist das Paradox einer ungenauen Wahrscheinlichkeitsaussage hinsichtlich einer individuellen und selbst bestimmten Entscheidung aufgezeigt worden. Das Erörterte dient dem Verständnis des nächsten Punktes, in dem es speziell um die genetische Beratung geht, deren Grundlage Wahrscheinlichkeitsaussagen meist darstellen.

4.6   Die genetische Beratung

Historisch gesehen, hatten die Genetiker(innen) und/oder Eugeniker(innen) an das genetische Beratungsgespräch die Vorstellung geknüpft, den Genpool der Menschheit verbessern zu können und „die Häufigkeit einer Erbkrankheit in der Bevölkerung zu verringern" (Kevles, 1995, S. 27). Ab der Mitte des 20. Jahrhunderts sollten eugenische Vorschläge, die nicht dem Individuum dienten, vermieden werden (vgl. ebd., 1995, S. 27). Bei der Einführung der genetischen Beratung waren die Zielsetzungen eugenisch ausgerichtet, um einer Degeneration der Menschheit[72] entgegenzuwirken. Bis zum heutigen Zeitpunkt verschoben sich die Absichten dahingehend, dass der Betroffene befähigt werden soll, durch die im Beratungsgespräch gelieferten Informationen zu einer selbst bestimmten Entscheidung zu gelangen.

Jürgen Reyer führt dazu aus, dass sich „flächendeckende eugenische Maßnahmen, wie die humangenetische Beratung ... individual- oder familieneugenisch begründen [lassen], auch wenn sie bevölkerungseugenisch motiviert sind." (Reyer, 1991, S. 187). Die Intentionen der Anbieter können folglich einen Effekt in der Gesamtbevölkerung verfolgen, ohne dies derart zu benennen.

Heute ist die genetische Beratung in der medizinischen Schwangerschaftsvorsorge angesiedelt (vgl. Samerski, 2002, S. 54). Sie gestaltet Risikopatienten, die dann selbst bestimmt ein Testangebot zur Überprüfung der Gesundheit des Fötus in Anspruch nehmen können, aus dessen eventuell negativem Befund meist nur die Alternative des Schwangerschaftsabbruches folgt und eine Entscheidung im Sinne der Wahl zwischen verschiedenen Alternativen fraglich wird (vgl. ebd., 2002, S. 141).[73]

Silja Samerski beschreibt den Umstand beruhend auf den unsicheren Angaben der Beratung anschaulich in ihrem gehaltenen Vortrag auf dem Symposium „Genpool

---

[72] Vgl. 2.4.
[73] Diese Ungenauigkeit von Alternativen kann zu starken innerpersonellen Konflikten führen, wie bereits das von Katja Baumgarten vorgestellte Beispiel nach einer pränataldiagnostischen Maßnahme in Punkt 4.2.2.2 verdeutlichte. Diese Belastungssituation kann beispielhaft für das genetische Beratungsgespräch stehen, wenn es darum geht, anhand von Wahrscheinlichkeitsaussagen über die Möglichkeit von Nachwuchs zu entscheiden.

– Menschenpark – Freizeitkörper" in Graz, 11.-15.10.2001 mit dem Titel *Die Freisetzung genetischer Begrifflichkeiten*:

„,Sie haben ein erhöhtes Risiko', ein solcher Satz klingt bedrohlich. Besonders, wenn er aus dem Munde eines Arztes kommt, der damit eine ernste Erkrankung androht. Dabei kann ein solcher Satz es kaum vermeiden, missverständlich zu sein. In der Medizinstatistik sind Risiken statistische Eintrittswahrscheinlichkeiten; sie geben also Auskunft über die Häufigkeit von Ereignissen in statistischen Grundgesamtheiten. Ein Risiko von fünf Prozent, bis zum Alter von 65 Jahren einen Herzinfarkt zu erleiden, sagt zunächst einmal nur etwas über die Risikoklasse aus, in die der Arzt seinen Patienten aufgrund irgendeiner statistischen Auffälligkeit gesteckt hat: die Bemerkung über den herzkranken Onkel könnte der Anlaß gewesen sein, ein leicht erhöhter Wert nach dem letzten Bluttest, das Berufsprofil „vielreisender Manager" oder die Tatsache, daß der Mediziner in seinem Patienten einen „B- Typ" im Umgang mit Streß erkannt hat. Über die Konstitution, den derzeitigen Zustand oder die Zukunft des irritierten Mannes, der da wegen Rückenschmerzen in die Sprechstunde kam, sagt diese Risikozahl gar nichts aus. … Das „persönliche" oder „individuelle" Risiko, das dem aufgeklärten Patienten eingeredet wird, kann es daher *per definitionem* nicht geben." (ebd., 2001, S. 4f.).

Ihre allgemeinen Vorbehalte bezieht sie später explizit auf die genetische Beratung:

„Die genetische Beratung ist dazu da, genetische und statistische Konzepte an den Mann, oder viel häufiger an die Frau zu bringen. Sie ist eine Instanz, die der gezielten Popularisierung wissenschaftlicher Begrifflichkeiten dient. Ein Genetiker klärt eine Frau, die meist schwanger ist, über statistische Daten und genetische Modelle auf – er erstellt ein Risikoprofil des kommenden Kindes und verlangt von der werdenden Mutter, sich für oder gegen dieses Risikoprofil zu entscheiden. „Selbstbestimmte Entscheidung" wird diese neue Form der Optionalisierung der Schwangerschaft genannt. Die Frau wählt: Entweder trägt sie die Schwangerschaft aus und geht damit das aufgelistete Basis- und Altersrisiko ein, daß das Kind nicht der Gesundheitsnorm entspricht. Oder sie unterzieht sich einem Test und geht damit neue Risiken ein: Zum einen könnte der Eingriff eine Fehlgeburt auslösen. Zum anderen würde im Falle eines auffälligen Testergebnisses nur noch eines helfen: um jedes Risiko sicher auszuschalten, müßte sie die Schwangerschaft abbrechen." (ebd., 2001, S. 8f.).

Dies beleuchtet, wie problematisch sich die Beratungssituation gestaltet. Die Schwierigkeiten einer non-direktiven Beratung, die keine Lenkung einer Entscheidung forcieren soll, sind offensichtlich. Die leistbaren Angaben können keine individuelle Aussage treffen und die Deutung der eröffneten Zahlen wird dem zu Beratendem zugeschoben (vgl. ebd., 1998, S. 4f.).

Aufgrund dieser Fakten, die sich aus den Ungewissheiten ergeben, muss die Betonung auf der Möglichkeit von seinem Recht auf Nicht-Wissen Gebrauch zu machen, stets mit beinhaltet sein und die Beratung muss sich aufgrund der möglichen belastenden Folgen, vor allem dem Abbruch der Schwangerschaft, anspruchsvollen Prinzipien verschreiben (vgl. Kurmann, 2003, S. 13). In der alltäglichen Handhabe ist die Befähigung zu einer informierten Entscheidung der Betroffenen „in den vorgesehenen Routinen nicht erfüllbar und ... teilweise zur Formalie verkommen." (ebd., 2003, S. 13). Dazu kommt der Faktor Gesellschaft, ohne den eine Entscheidung für oder gegen die PND kaum gefällt werden kann, wie im Punkt 6.1.3 ausgeführt wird.

Deswegen plädieren verschiedene Autoren in diesem Kontext für eine genetische Beratung, die vor allem die psychischen Konsequenzen auf seine Ursache zurückführt, d.h., der Berater muss darauf achten,

„that the priority is given to identifying and focusing on the central conflict and the psychological background, combined with the person's current situation in life, which is relevant for the pending decision." denn „Only with the widespread knowledge of the possibilities, limits and risk of PND can attitudes ultimately be changed and a problem-conscious basis for making decisions established on the social and personal level." (Hommerich, 2002, S. 106f.).

Weiterhin verweist Ursula Hommerich auf die Notwendigkeit von Weiterbildungen für Gynäkolog(inn)en und Humangenetiker(innen) im Bereich der Entwicklung von „counselling skills", auch wenn sie die Meinung vertritt, dass „Counselling cannot solve the problems resulting from the planning and performance of prenatal diagnosis." (ebd., 2002, S. 108).

4.7   Wissenschaftliche Errungenschaften und die Ausweitung der Pränatalen Diagnostik

Wozu die Wissenschaft in der Zeitspanne beigetragen hat, ist wie schon erwähnt, die technische Optimierung zur Beobachtung des Fötus im Mutterleib mittels des Ultraschalls, der heute schon dreidimensional gemeistert werden kann und zu feindiagnostischen Berichten über die organische und körperliche Entwicklung beiträgt. Der Ultraschall wurde 1965 in die Schwangerenvorsorge eingeführt. Die anderen im Text[74] vorgestellten Techniken der PND sind zwischen 1970 bis 1989 entstanden (vgl. Schröder-Kurth, 1999, S. 27).

Besonders hervorzuheben ist die Einführung des Verfahrens der Amnio-zentese (Fruchtwasseruntersuchung)[75] Anfang 1960, die verbunden mit dem legalisierten Schwangerschaftsabbruch, der im folgenden Punkt erläutert wird, zu einem Boom der genetischen Beratungsstellen führte (vgl. Kühl, 1997, S. 236). Dazu kommt die Aufnahme der pränataldiagnostischen Verfahren in den Leis-tungskatalog der gesetzlichen Krankenkassen im Jahre 1976, wodurch ein erheblicher und stetiger Anstieg der in Anspruch genommenen Leistungen zu verzeichnen war und ist (vgl. Nippert, 1997, S. 108). Verschiedene Prämissen sollten eingehalten werden: Die Bestimmung der Krankheiten, die diagnostiziert werden dürfen (Chromosomenstörungen, Neuralrohrdefekte), das Indikationsalter der Frauen, die behandelt werden sollen (früher ab 38 Jahren, heute ab 35 Jahren) und die Qualitätssicherung der Beratungsgespräche (vgl. Wunder, 2001, S. 16f.). Nach Michael Wunder hatte „keine dieser Restriktionen Bestand." (ebd., 2001, S. 17), wofür er folgende Gründe, insbesondere für die Ausweitung der Klientel, anführt:

1.   die enorme Forderung nach den Methoden gerade in den gehobenen Schichten der Bevölkerung führte zu einer Ausdehnung der Maßnahmen, welches durch eine „psychologischen Indikation" geregelt wurde, die die Angst vor einem behinderten Kind als Legitimation für eine Untersuchung unabhängig vom Alter und Risikogruppenzugehörigkeit zulässt (vgl. ebd., 2001, S. 17). Diese Regelung entstand zu Beginn der 80er Jahre (vgl. Nippert, 1997, S. 108).

2.   „Nach einem Urteil des BGH [Bundesgerichtshof, Anmerkung K.L.] von 1984 begeht ein Arzt einen Pflicht-verstoß, wenn er eine schwangere Frau mit einem erhöhten Risiko nicht auf die Möglichkeit der PND zum Ausschluss einer Trisomie 21 hinweist, - ein Pflichtverstoß, der auch zum haftungsrechtlichen Rückgriff auf den Arzt führen kann. Dieses Urteil führte zu einer weiteren großen Ausweitung invasiver Verfahren der PND, insbesondere auch zur weiteren

---

[74] Siehe 4.3.1, 4.3.2 und 4.3.3.
[75] Vgl. 4.3.2.

Aufweichung der medizinischen Indikation, weil viele Mediziner jetzt zur PND auch außerhalb der strengen Indikationen rieten." (Wunder, 2001, S. 17).

3. erfolgte eine Ausweitung „durch die … Integration niedrigschwelliger Routinediagnostika wie Triple-Test[76] und Routinediagnostik eines Nackenödems[77] in die Schwangerenvorsorge." (ebd., 2001, S. 17).

4.7.1 Der Paragraph 218a

Trotz der enormen Ausdehnung der Methoden und ihrer Nachfrage ist ein Nachteil der Techniken die späte Durchführung. Die geänderte gesetzliche Regelung innerhalb des Schwangeren- und Familienhilfeänderungsgesetzes (SFHÄndG) vom 21. August 1995, die die Vereinigung der embryopathischen Indikation (früher auch eugenische Indikation genannt) in die medizinische Indikation vollbrachte, leistete ihren (notwendigen) Beitrag zum Wegfall der mit der embryopathischen Indikation verbundenen 22-Wochen-Frist und zur Streichung der zugehörigen dreitägigen Beratungsfrist nach auffälligen Befund mit Vorhaben des Abbruchs der Schwangerschaft (vgl. Tröndle/Fischer, 2004, S. 1401f.). Somit ist ein technisches Leck gesetzlich geschlossen wurden. Mit der Gesetzeslücke hätte die Amniozentese kaum oder nur ziemlich knapp „überlebt", da diese erst in der 15.-19. Schwangerschaftswoche durchgeführt werden kann und die Ergebnisse erst in zwei bis drei Wochen verfügbar sind (vgl. Arz de Falco, 1996, S. 32).

Im Strafgesetzbuch (StGB) ist unter dem § 218a II zu lesen:

„Die Begrenzung der medizinischen Indikation wurde im Gesetzgebungsverfahren des SFHÄndG gestrichen, um Fälle der embryopathischen Indikation – die als solche „aus ethischen Gründen" gestrichen wurde – hier auffangen zu können. Damit hat Absatz II aber auch die 22-Wochen-Frist für Fälle einer der Schwangeren unzumutbaren Behinderung des Kindes beseitigt. Freilich ist nicht etwa allein eine zu erwartende Behinderung des Kindes ein Indikationsgrund für einen

---

[76] Vgl. 4.3.1.
[77] Vgl. 4.4.3 zur Problematik des Nackenödems.

unbefristeten Abbruch, sondern die (hieraus zu erwartende) Gefahr für die Schwangere, etwa im Fall einer ernsthaften Suizidgefahr." (Tröndle/Fischer, 2004, S. 1401).

Nicht klar erscheint anhand des Gesetzestextes, wieso ein Terminus (embryopathische Indikation) „aus ethischen Gründen" gestrichen wird und im gleichen Atemzug jedoch die Möglichkeit des Handlungszeitraumes bei Festlegung derselbigen Indikation verlängert werden kann. Damit wird eine offenkundige Doppelmoral erkennbar, die nicht zuletzt bei genauerer Betrachtung gerade durch die Streichung des Begriffes „embryopathisch" und seine Eingliederung in die „medizinische Indikation" geschürt wird, da so eine Verwischung der Gründe für einen Schwangerschaftsabbruch aufgrund ansteigender, nicht transparenter Variationsbreite eintritt.

In den nachfolgenden Erläuterungen ist dann genauestens zu lesen, was eine Gefahr für die Schwangere beinhaltet. So heißt es:

„Nach ärztlicher Erkenntnis muss der Schwangerschaftsabbruch notwendig …, dh indiziert sein, um eine Lebens- oder schwere Gesundheitsgefahr von der Schwangeren abzuwenden. Es muss eine konkrete Gefahr … bestehen. Das Erfordernis der Berücksichtigung der zukünftigen Lebensverhältnisse zeigt, dass die Gefahr nicht gegenwärtig … sein muss; es sind auch Gefahren zu berücksichtigen, die erst im weiteren Schwangerschaftsverlauf, bei oder nach der Geburt drohen …
Die Gefahr muss entweder für das Leben der Schwangeren bestehen … oder es muss die Gefahr einer schwerwiegenden Beeinträchtigung des körperlichen oder seelischen Gesundheitszustandes der Schwangeren bestehen." Darauf wird erläutert, auf welche rechtliche Definition sich bei des „körperlichen oder seelischen Gesundheitszustandes" bezogen werden muss" (ebd., 2004, S. 1402).

Gesetze sind in viele Richtungen auslegbar und das ist auch gut so. Innerhalb des vorangestellten Gesetzestextes scheint es ein leichtes zu sein, eine Schwangerschaft nach den erforderlichen Kriterien zu deklarieren. Ebenso einfach wird eine Schwangerschaft bei einem Krankheits- oder Behinderungsfall in der Familie zu einer Risikoschwangerschaft erklärt (vgl. May, 2003, S. 85).

Prüft man diese Ausführungen, ergibt sich, dass es in Deutschland kaum problematisch ist, einen Schwangerschaftsabbruch bei auffälligem Befund mit der Bestimmung der Nicht-Zumutbarkeit für die werdende Mutter bis kurz vor der Geburt durchzuführen. Dazu muss gesagt werden, dass diese Neuregelung im Gegensatz zu der vorherigen 22-Wochen-Frist auch eine Erleichterung darstellen

kann: so beschreibt Eva Schindele einen Fall, bei dem beim Fötus ein Hydroze-
phalus (Wasserkopf) mit als gering eingestuften Lebenschancen erst in der 25.
Woche mittels Ultraschall entdeckt wurde und ein Abbruch aus damaliger
„eugenischer Indikation" nicht mehr möglich war. In welch einer aussichtslosen
Lage sich dabei die Frau befindet, die sich eine Austragung des Kindes nicht
vorstellen kann, ist nachvollziehbar. Somit stellt diese Neuregelung auf der
anderen Seite eine angemessene Reaktion auf die Möglichkeiten der PND dar, da
eine Abtreibung auch dann noch durchführbar ist, wenn die Diagnose erst nach
der 22. Schwangerschaftswoche erfolgt (vgl. Schindele, 1990, S. 197). So kommt
auch Elke H. Mildenberger zu dem Fazit: „Forcing a woman to give birth would
violate the dignity of woman, their basic right to self-determination and their basic
right to physical integrity." (Mildenberger, 2002, S. 116f.).

4.7.2   Das Kind als Schaden

Gerichtsurteile leisten einen weiteren Beitrag zu der Entwicklung von Eigendynamiken in der medizinischen Praxis, die vom Gesetzgeber nicht intendiert sein
müssen. So z.B. die Haftungsmöglichkeit des Arztes mit Schadensanspruch
seitens der Eltern bei nicht ausreichender Beratung zum Risiko und den optiona-
len Untersuchungsmöglichkeiten wie im Falle des Urteils des Bundesgerichtsho-
fes (BGH von 1984), in dem der Arzt das Risiko für Down-Syndrom als gering
einstufte und eine Fruchtwasseruntersuchung nicht als dringend empfand. Das
Kind war jedoch Träger der Krankheit und die Eltern verklagten den Arzt auf
Schadensersatz, wobei sie Recht erhielten (vgl. Degener, 1992, S. 188).
Auch jüngst im Jahre 2002 wurde eine Ärztin vom BGH abermals

„zur Zahlung des Unterhaltes für ein Kind verurteilt, das mit schweren Fehlbildungen zur Welt kam (Aktenzeichen VI ZR 136/01). Die Ärztin hatte die Fehlbildungen, die nach dem Stand der Ultraschalldiagnostik zu erkennen gewesen
wären, nicht erkannt beziehungsweise falsch interpretiert. … Das Urteil steht in
der Kontinuität der bisherigen Rechtssprechung des BGH … Nach den Grund-
prinzipien des Arztvertragsrechtes … schuldet der Arzt im Rahmen des Behand-
lungsvertrages eine dem medizinischen Standard entsprechende fachgerechte
Diagnostik, Aufklärung und Behandlung. … Dies beinhaltet die Verpflichtung zur

Zahlung von Schadensersatz in Höhe des gesamten Kindesunterhaltes, wenn die Mutter darlegen kann, dass sie bei fachgerechter Diagnostik und Aufklärung einen Schwangerschaftsabbruch vorgenommen hätte." (Riedel, 2003, S. 33f.).

Ohne diese Gefahr für die Ärzte würde sich die Aufklärung über die Verfahren eventuell differenzierter gestalten, da durch eine andere Gesetzgebung nicht der Zwang entstünde, sich dahingehend abzusichern. Elisabeth Beck-Gernsheim weist in diesem Kontext darauf hin, dass es sich für den Arzt ungünstig auswirken kann, wenn die betroffene und klagende Schwangere keine vorgeburtlichen Untersuchungen in Anspruch genommen hat, da in der Anklageschrift zu seinen Lasten angeführt werden könnte, er hätte unzureichend auf die Gefahren hingewiesen (vgl. Beck-Gernsheim, 1998, S. 329).

Andererseits ist es wünschenswert, dass ein Arzt bei einer falschen bzw. nicht erbrachten Diagnose zur Verantwortung gezogen werden kann, falls ein „Schaden" dadurch entsteht bzw. nicht erkannt wurde. Ulrike Riedel plädiert für eine „umfassende Information und Beratung bereits vor der Anwendung pränataldiagnostischer Maßnahmen." (Riedel, 2003, S. 35), damit die Frau selbst bestimmt entscheiden und ihr Recht auf Nicht-Wissen nutzen kann.

4.8   Fazit

Anhand der geschichtlichen Darstellung in den Punkten 2 und 3 wurde ersichtlich, dass es zu keiner Zeit des 20. Jahrhunderts zu einem Stillstand in der Erforschung der menschlichen Vererbung kam. Mit der Entdeckung der Mechanismen und Funktionsweisen der DNS folgte eine Erfolgsstory der nächsten und ab den 1960er Jahren wurden immer weitere Techniken entwickelt, die der Schwangerschaftsvorsorge und damit der Gesundheit des Kindes dienen sollen.

Die Entwicklung der PND wurde nachgezogen mit ihren rechtlichen Grundlagen und simultan die Funktionen der Humangenetik hervorgehoben, die von ökonomischen Gründen bis zu dem sich bis heute gehaltenen Paradigma der Befähigung zu einer selbst bestimmten Entscheidung reichen.[78]

In den Anfängen der Humangenetik ist eine wahre Auseinandersetzung mit den Missbrauchsgefahren fraglich geworden. Das Untertauchen und gezielte Vorkommen zur rechten Zeit scheinen ausschlaggebender für die Akzeptanz, als ein wahrhaft veränderter Tenor. Bei Betrachtung der Zielsetzungen und deren Vergleich mögen diese zwar unter der Tendenz zu den später folgenden Prämissen der Selbstbestimmung und einer individuellen Familienplanung stehen (wie im Zitierten von dem Humangenetiker Friedrich Vogel); das Interesse an einem verbesserten Genpool war dennoch präsent. Es stellt sich folglich die Frage, inwieweit eine Sache vertretbarer wird, wenn sich die Zugangsvoraussetzungen ändern, das Resultat jedoch gleich bleibt.

Die Ziele und Möglichkeiten der Diagnoseverfahren wurden dargestellt, die zu einer weiteren Erklärung über den Sinn von statistischen Wahrscheinlichkeiten führten, um dann im Anschluss die Problematiken des genetischen Beratungsgespräches herausstellen zu können.

De facto kann ein durch diese Techniken ermittelter Befund für eine Krankheit oder Behinderung in den seltensten Fällen ein Heilungsangebot vorweisen, so dass das Nachdenken über einen Schwangerschaftsabbruch die Regel ist. Bei einem Befund mit „medizinischer Indikation" ist eine Abtreibung bis kurz vor der Geburt möglich.

Die Betroffenen sollen bei der Nutzung der vorgestellten Methoden und bei der Wahl zu einem Abbruch eine selbst bestimmte Entscheidung treffen können, die jedoch nur dann möglich ist, wenn vorab eine differenzierte Information über die Leistung der vorgeburtlichen Untersuchungen erfolgt, die zusätzlich Aufklärung über die Schwierigkeiten, aber auch die Möglichkeiten und Herausforderungen eines Lebens mit einem behinderten Kind mit einschließen muss.

---

[78] Dahinter finden sich weitere Interessen, die in dieser Arbeit kaum zutage gefördert werden können: „However, we have observed in recent years, especially in the field of PND, that techniques also create realities, that new offers of examinations generate new demand, and that this then gives rise to new pressure. Hardly any mention is made of the enormous economic interests behind this research." (Goldmann/Kurmann, 2002, S. 59).

Leider ist dies oft nur in der Theorie der Fall und die Praxis der Beratungsgespräche gestaltet sich nicht immer nach den erforderlichen Prinzipien.[79]

Die Nebenwirkungen der modernen Reproduktionstechnologien umfassen, wie
herausgestellt wurde, ein weites Spektrum und sollen durch ein Zitat von Margaretha Kurmann und Pia Goldmann aus ihrer gehaltenen Rede bei dem Kongress
über *Reproductive Medicine und Genetic Engineering* in Berlin 2001 abschließend zusammengefasst werden:

„the physical, emotional and social risks and side-effects of prenatal diagnosis for
woman, such as miscarriages; the automatic quality and self-fuelled dynamics of
the techniques; dependence on experts; waiting times, unclear findings; fixation
on risks; the suppression of personal experience and physical perception; and the
increase of social pressure on woman to do everything they can to make sure they
give birth to a „healthy"child." (Goldmann/Kurmann, 2002, S. 58).

Dies sind einige der Effekte, die im vorangegangenen diskutiert wurden, und
deren Debatte fortgesetzt und stets neu verhandelt werden muss, wie sich im
nächsten Abschnitt, Punkt 5, zeigen wird.

5. Präimplantationsdiagnostik – Vorgelagerte Pränataldiagnostik oder optimierte Variante der medizinischen Schwangerschaftsvorsorge?

Die Präimplantationsdiagnostik (PID) ist zwar in Deutschland (noch) verboten,
allerdings:

„Experience with the spread of prenatal diagnosis and experience with PGD [Pre-
Implantation Genetic Diagnosis, d.h. Präimplantationsdiagnostik; Anmerkung
K.L.] outside Germany indicate a door opening function for research on and with
embryos." (ebd., 2002, S. 58).

Die PID und die hervorgehobene Tendenz einer bereits durch die PND eingeleite-
ten Akzeptanz zur Forschung an Embryonen sollen im nächsten Abschnitt
debattiert werden.

---

[79] Vgl. Punkt 7 hinsichtlich meiner persönlichen Erfahrung im Bereich der genetischen Beratung.

5.1 Einleitende Gedanken zur Präimplantationsdiagnostik

Den zweiten wissenschaftlichen Fortschritt neben der Technisierung der Schwangerschaft mittels pränataler Untersuchungsmethoden, deren Problemgerüst in Punkt 4 aufgearbeitet wurde, stellt die In-vitro-Fertilisation (IVF) dar. Sie gilt als Vorläufer der PID und steht mit ihr in Verbindung. Mit dem Verfahren der In-vitro-Fertilisation[80] ist es möglich, Paaren, denen eine Empfängnis verwehrt bleibt, ihren Kinderwunsch zu erfüllen. Dabei werden die Eizellen außerhalb des Mutterleibes befruchtet und anschließend in die Gebärmutter der Frau eingepflanzt (vgl. Haker, 2002, S. 89). Die Chance, auf diesem Wege den Traum von Nachwuchs zu realisieren, stellt für viele einen Segen der Technik dar, da psychische Belastungen aus der ungewollten Kinderlosigkeit entstehen können, da „Fruchtbarkeit ... ein Symbol für die physische und psychische Stärke, für Gesundheit und, nicht zuletzt, für Normalität." (ebd., 2002, S. 91) ist. Schwerwiegende Depressionen können die Folge sein, gerade dann, wenn sich die Kinder im Freundeskreis mehren und damit eine tägliche Konfrontation eintritt. Die Leiden erstrecken sich meist nicht nur im privaten Bereich, sondern können bis zu einer Berufsunfähigkeit führen (vgl. ebd., 2002, S. 91).

Die In-vitro-Fertilisation ist jedoch nur in 20-25 % der Fälle von Erfolg gekrönt (vgl. Graumann, 2001, S. 107). Die ausschlaggebende

„sogenannte *baby take home rate* der IVF liegt bei Patienten mit Fertilitätsstörungen nach mehreren Behandlungsversuchen nur bei ca. 20 % und könnte für die Klientengruppe der Präimplantationsdiagnostik – sofern diese keine Fertilitätsstörungen[81] haben – u.U. höher liegen." (ebd., 2001, S. 107).

Auch für die Gesundheit der Frau ergeben sich Risiken aus der hormonellen Behandlung, beispielsweise Krebs (vgl. ebd., 2001, S. 107). Problematisch gestalten sich ebenfalls die daraus resultierenden Mehrlingsschwangerschaften. In

---

[80] Die Mutter des ersten durch eine In-vitro-Fertilisation erzeugten Kindes (Louise Brown), wurde nicht darüber in Kenntnis gesetzt, dass davor keine solch eingeleitete Schwangerschaft von Erfolg gekrönt war. Wozu sie jedoch zustimmen musste, war die Forderung, das Kind bei einem auffälligen pränatalen Testergebnis abzutreiben (vgl. Hubbard, 2002, S. 314f.). Das (Beispiel) verdeutlicht, welchen Zwängen (z.B. Erfolgsdruck) und normativen Anforderungen die Wissenschaft unterliegt. Ein erstmals erzeugtes Kind durch eine IVF mit einer Behinderung, wäre eine ungünstige Publicity gewesen.
[81] Fertilität bedeutet Fruchtbarkeit (vgl. Das große Fremdwörterbuch, 1999, S. 230).

Deutschland dürfen durch gesetzliche Regelungen (Embryonenschutzgesetz) nur drei Embryonen verpflanzt werden (vgl. Haker, 2002, S. 94). Die „damit verbundenen Risiken für Frau und Kinder werden nur zögerlich benannt – meistens werden sie als leidige, aber unumgängliche Nebeneffekte betrachtet, auf die sich die Paare einlassen, um die Erfolgsrate zu verbessern." (ebd., 2002, S. 94).

Diese Problematik kann zu Schwierigkeiten in der Schwangerschaft und bei der Geburt führen, wobei eine Schädigung des Kindes bzw. der Kinder auftreten kann (vgl. Graumann, 2001, S. 107).

5.2 Das Verfahren der Präimplantationsdiagnostik

PID würde heißen, dass die Embryonen, bevor sie in den Mutterleib gelangen nach gesundheitlichen oder verbessernden Kriterien einer Auswahl unterzogen werden, wobei die „erwünschten" implantiert und die „unerwünschten" verworfen werden, die dann wiederum der Forschung zur Verfügung stehen (können).[82]

Vier Schritte unterliegen dem Verfahren der PID:
„1.   Die IVF mit einer hormonell stimulierten gleichzeitigen Reifung von mehreren Eizellen ..., der Entnahme von Eizellen durch einen chirurgischen Eingriff und der Befruchtung der Eizellen im Labor.
2.   Die Embryobiopsie mit einer mikromanipulativen Entnahme von ein bis zwei Eizellen der frühen Embryonen, wenn sich diese ungefähr im 4-8-Zellstadium befinden.
3.   Die *single cell genetic analysis*, d.h. die genetische Untersuchung der gewonnenen einzelnen embryonalen Zellen auf eine bestimmte genetische "Störung".
4.   Der Transfer von nicht von einer genetischen „Störung" betroffenen Embryonen in die Gebärmutter der Frau." (Graumann, 2001, S. 107).

---

[82] In Deutschland ist die Forschung an Embryonen verboten, dennoch gestattet der Gesetzgeber in Ausnahmefällen die Forschung an embryonalen Stammzellen. „Am 27.06.2005 hat das Robert-Koch-Institut die elfte Genehmigung nach dem Stammzellgesetz für Forschungsarbeiten mit humanen embryonalen Stammzellen (hES-Zellen) erteilt." (vgl. Aktion Mensch, 2005). Ziel dieser Unternehmung ist zukünftig gesehen die „Entwicklung von transplantierbarem Herzgewebe zur Behandlung der Folgen eines Herzinfarktes" (vgl. ebd., 2005).

Der Unterschied zwischen IVF und PID besteht folglich in der Auswahl der Embryonen, die eine Mehrproduktion dieser notwendig macht, um selektierend vorgehen zu können im Gegensatz zu den in der Regel zwei bis drei verpflanzten Embryonen bei der In-vitro-Fertilisation (vgl. ebd., 2001, S. 112).

Mit der Einführung der PID, die derzeit in Deutschland verboten ist, könnte es zu einer Klientel-Verschiebung bei der Inanspruchnahme der In-vitro-Fertilisation kommen, da dann auch Paare, die aufgrund genetischer Krankheitsrisiken, die eine Überprüfung des Fötus erforderlich machen (können), das Verfahren der PID dem Verfahren der PND mit der schmerzvollen Erfahrung eines Abbruches der Schwangerschaft vorziehen (könnten) (vgl. Haker, 2002, S. 94). Fachzeitschriften formulieren, dass gerade solchen „Hochrisikopaare[n]" die Option dieses Angebotes gewahrt sein sollte, um das „Wiederholungsrisiko" bei einem schon vorhandenen kranken Kind von vornherein ausschließen zu können und somit die Möglichkeit zu erhalten, die Schwangerschaft von Beginn an genießen zu können, d.h., ohne beunruhigende vorgeburtliche Untersuchungen mit der quälenden Wartezeit bis zum Testergebnis (vgl. Graumann, 2001, S. 108). Sigrid Graumann verweist darauf, dass die Stimmen der Forschung die Verhinderung von späten und leidvollen Abbrüchen als Hauptgrund für die PID angeben, bis heute jedoch „Präimplantationsdiagnosen immer durch anschließende Pränataldiagnosen überprüft" (ebd., 2001, S. 109) werden und vor allem auch nicht erwiesen ist, inwieweit sich das Verfahren eventuell schädigend auf die zukünftige physische und psychische Entwicklung des Kindes auswirkt, da es dazu noch keine Studien gibt (vgl. ebd., 2001, S. 108f.). Momentan ist es durch die PID also noch nicht möglich, eine Schwangerschaft ohne Testverfahren[83] zu erleben, da die Sorge um die Gesundheit des Kindes dennoch nicht ausgeschlossen werden kann. Erst mit der Optimierung des Verfahrens und dem künftigen Ausschluss von nachfolgenden pränataldiagnostischen notwendigen Untersuchungen stellt sich die Frage nach der Geltung des Argumentes. Gegenwärtig ist davon auszugehen, dass ein (später) Schwangerschaftsabbruch bei einem auffälligen Befund durch eine pränataldiagnostische Überprüfung der PID erfolgen wird.

---

[83] Sigrid Graumann verweist auf die genetische Untersuchung und die Einflussnahme nun schon am Beginn des menschlichen Lebens und erinnert in diesem Zusammenhang an die Gefahren, die mit einer neuen Eugenik verbunden sind (vgl. Graumann, 2001, S. 106).

Die Kriterien der Auswahl verpflanzbarer Embryonen gestalten sich dabei wie bei der PND nach normativen Gesundheitsstandpunkten, deren Konformitätsdruck nicht zu unterschätzen ist (vgl. Haker, 2002, S. 95). In Fällen von „wrongful life", wie dies in der Konzeption von Buchanan et al. in Punkt 3.4.3.2 herauskristallisiert wurde, könnte dann die Austragung des Säuglings analog zu einem „ungünstigen" Befund nach einem vorgeburtlichen Verfahren als „Unrecht gegenüber dem Kind" und Verantwortungslosigkeit bewertet werden (vgl. ebd., 2002, S. 95).

„Mit der Verbindung von In-vitro-Fertilisation und Präimplantationsdiagnostik wird die soziale Normierung – in der Form von sozialem Druck – noch dominanter. Die Entscheidung für die Pränataldiagnostik bzw. die Präimplantationsdiagnostik verliert ihre individuelle (Un-)Schuld, wenn die soziale Norm eine Abweichung nicht zulässt und mit – individuellen – Sanktionen belegt, die von der elementaren Versorgung behinderter Kinder und Erwachsener bis zur Streichung von Therapien aus den Leistungen der Krankenkassen reichen. Ganz zu schweigen von den Diskriminierungseffekten einer solchen Praxis ... sofern die Förderung der individuellen Autonomie als soziales und politisches Ziel Geltung beanspruchen will." (ebd., 2002, S. 98).

Hier wird abermals deutlich, dass die Freiwilligkeit der Inanspruchnahme der PID sowie der PND nicht eindeutig bestimmt werden kann, da zu viele verborgene Einflussfaktoren die Entscheidung manipulieren, gar erzwingen können.

5.3   Die Rechtslage in Deutschland

Wie oben schon erwähnt, ist die PID in Deutschland[84] geregelt durch das Embryonenschutzgesetz gesetzwidrig.

„Zum einen ist die Befruchtung von Eizellen, die nicht für die Herbeiführung einer Schwangerschaft bei einer Frau bestimmt sind nach § 1 und zum anderen die Klonierung von Embryonen durch *embryo splitting* nach § 2 unter Strafe gestellt." (Graumann, 2001, S. 109).

Bei der PID werden überschüssige Embryonen produziert, um aus diesen das bei der Embryonenbiopsie benötigte totipotente[85] Zellmaterial zu gewinnen, aus

---

[84] In Europa ist die PID z.B. in England und Belgien erlaubt (vgl. Graumann, 2001, S. 109).

dessen Zellen sich theoretisch Menschen entwickeln könnten (vgl. ebd., 2001, S. 109). In diesem Kontext ist die Frage nach dem „moralischen Status menschlicher Embryonen" wichtig, die zu „den ungelösten und umstrittensten Fragen der Bioethik" (ebd., 2001, S. 112) gehört und deren grundlegende Erläuterungen im nächsten Abschnitt erfolgen.

5.3.1 Der moralische Status des Embryos

Existent sind zwei Extrem-Positionen. Die utilitaristische[86] Konzeption verschreibt sich einer Bestimmung des moralischen Status von Embryonen anhand seiner Fähigkeit zum Leiden und des Bewusstseins seiner selbst, „die für Embryonen nicht zutreffen und damit eine nahezu beliebige Behandlung wie beispielsweise verbrauchende Embryonenforschung aber auch die Selektion von Embryonen zulassen würde." (ebd., 2001, S. 112). Ein Vertreter dieser Position ist der in Deutschland umstrittene australische Peter Singer, der in seinem Werk *Praktische Ethik* (1979) dafür einsteht,

„daß das Leben eines Fötus (und natürlich erst recht das eines Embryos) nicht mehr wert ist, als das Leben eines nichtmenschlichen Lebewesens auf einem ähnlichen Stand der Rationalität, des Selbstbewußtseins, der Bewußtheit, der Fähigkeit zu fühlen usw. und daß, weil ein Fötus keine Person ist, ein Fötus nicht denselben Anspruch auf Leben hat wie eine Person." (Singer, 1994, S. 219).[87]

Der dazu konträre Standpunkt („pro life conceptions") steht für einen uneingeschränkten Lebensschutz ein und bestimmt den

---

[85] Im frühen Entwicklungsstadium kann sich die Zelle „teilen und zu einem vollständigen Organismus entwickeln, sie ist, so sagt man, *totipotent*. Später ... kommt [es] darauf an, wie oft sich die Zellinie ... geteilt hat, und ... wo die Zelle sich innerhalb des sich entwickelnden Embryos befindet." (Rose, 2000, S. 126f.).
[86] Der Utilitarismus ist die „Lehre, die Handlungen u. sittliche Werte nur nach ihrer gesellschaftlichen Nützlichkeit bewertet" (Das große Fremdwörterbuch, 1999, S. 662).
[87] Um die Tragweite seiner Implikationen nachvollziehen zu können, ist es notwendig, sich die Konzeption in seiner Gesamtheit zu verinnerlichen. In sich ist diese stimmig. Singer spricht sich z.B. auch gegen die Tötung von Tieren aus (vgl. Singer, 1994, S. 147-176). Seine Grundannahmen über das Leben und die Bestimmung von Personen und Nicht-Personen mit den definierten Parametern kann man teilen oder nicht. Im Rahmen dieser Arbeit ist eine nähere Beleuchtung nicht möglich, der Verweis an dieser Stelle jedoch vorteilhaft.

„besondere[n] moralische[n] Status des Menschen ... auf der Vernunftfähigkeit, der Selbstreflexionsfähigkeit", der jedoch nicht „zu jedem Zeitpunkt im Leben eines Menschen verwirklicht ist (Potentialitätsargument) ... Dieser Position entsprechend ist ein menschlicher Embryo in moralischer Hinsicht im Grunde gleich zu behandeln wie ein erwachsener Mensch ... die Präimplantationsdiagnostik wäre demzufolge schlichtweg unzulässig. Auch Schwangerschaftsabbrüche wären dieser „Lebensschutzposition" entsprechend, wenn überhaupt, nur in extremen Dilemmasituationen legitimierbar." (Graumann, 2001, S. 113).

Das Aushandeln zwischen beiden Sichtweisen unterliegt Ethik-Kommissionen.[88] Im Grunde geht es dabei um Fragen der Selbstbestimmung, die bei einem Schwangerschaftsabbruch zum Tragen kommen, der in Deutschland anhand der erörterten Rechtslage straffrei bleibt, wenn das Austragen des Kindes zu extremen psychischen und physischen Belastungen der Schwangeren führen kann.[89]

Bei der PID beruhen die Überlegungen in der Abwägung zwischen den Rechten der Eltern bei der Realisierung ihres Wunsches nach Nachwuchs und der Schutzbedürftigkeit des Embryos (vgl. ebd., 2001, S. 113).

Die Deutsche Forschungsgemeinschaft (DFG) spricht sich gegen eine Herstellung von Embryonen zu Forschungszwecken aus, bewilligt allerdings die Forschung an überschüssigen „Reproduktionsembryonen" (vgl. Merkel, 2002, S. 220; vgl. nach DFG, 2001, Ziff. 10).

5.3.2 Des Kindes Rechte

Ein weiterer entscheidender Faktor besteht auch in der Festlegung der Rechte des zukünftigen Kindes.

Ein unangefochtenes Recht stellt die „körperliche Unversehrtheit" dar, dem die Eltern bis zur Fähigkeit des Kindes, selbst Entscheidung darüber zu

---

[88] „Art. 18 der »Menschenrechtskonvention des Europarates zur Biomedizin«, der sog. Bioethik-konvention vom 4.April 1997, ... stellt ... die Zulassung einer Forschung an Embryonen in vitro der jeweils individuellen Entscheidung jedes Einzelstaates anheim; dagegen verbietet er die Erzeugung menschlicher Embryonen zu Forschungszwecken ... ausdrücklich." (Merkel, 2002, S. 220).
[89] Vgl. 4.7.1.

treffen, Folge zu leisten haben. Dabei ist es wichtig, dass die Eltern „dieses Recht auf stellvertretende Entscheidung dann verlieren, wenn sie ihre elterlichen Pflichten durch die Verfolgung eigener Wünsche und Interessen verletzen (Vgl. Kopelman 1997)." (Graumann, 2001, S. 115). Dies gilt auch bei der Realisierung des Wunsches nach Nachwuchs. Sigrid Graumann merkt an, dass dieses Recht „durch die mit der IVF verbundenen Risiken, beispielsweise durch Mehrlings-schwangerschaften, oder möglicherweise auch durch die bisher ungeklärten Folgen der Embryonenbiopsie verletzt werden." (ebd., 2001, S. 115) können. Bei der PID ergibt sich daraus die schwer zu erörternde Frage, aus welchen Verbesse-rungen Einschränkungen für das Kind resultieren (könnten) und damit im Sinne verantworteter Elternschaft abzulehnen sind (vgl. ebd., 2001, S. 115). Gesund-heitsschädigende Maßnahmen, wie z.B. die Einnahme von Drogen während der Schwangerschaft, verletzen ebenfalls das Recht der körperlichen Unversehrtheit (vgl. Schmidt, 2003, S. 125f.). Im vorgestellten Konzept der liberalen Eugenik[90] vertreten die Autoren genetische Eingriffe dann, wenn sie das Kind dazu befähi-gen, Ungleichheiten, die sich aus dem Nicht-Eingreifen ergeben könnten, auszu-balancieren. Es wurde gezeigt, dass in ihrer Argumentation kein genereller Unterschied zu verbessernden sozialisierenden Einflüssen besteht, die sich ebenfalls schädigend für das Kind auswirken können, so dass eine Aushandlung im spezifischen Fall erfolgen muss. Außerdem ist die Frage aufzuwerfen, wie es sich in Fällen von „wrongful life"[91] verhält. Schwierig ist dabei die Bestimmung, was „wrongful life" bedeutet. Die Annahme, dass es einen Konsens darüber gibt, was ein „unzweifelhaft extremes Übel" (Habermas, 2002, S. 79) kennzeichnet, wobei davon ausgegangen wird, dass es von allen abgelehnt werden würde, ist bedenklich. Jürgen Habermas räumt dazu ein, dass es sich um einen „unterstellten Konsens" handelt (vgl. ebd., 2002, S. 79).

---

[90] Vgl. 3.4.
[91] Vgl. 3.4.3.2.

5.4 Fazit

Die PID als vorgezogene und optimierte PND zu deklarieren ist nach den Ausführungen dieses Punktes nicht haltbar, da derzeit die Kontrolle mittels vorgeburtlicher Untersuchungen erforderlich ist.[92] Bei zukünftiger Verbesserung dieses Nachteiles, der das Argument ihrer Befürworter gegenwärtig eindeutig als unzulässig erklärt, ist zu sagen, dass die Zulassung für Hochrisikoklientel durchaus eine erleichterte Schwangerschaft darstellen könnte. Wichtig, aber schwer haltbar, erscheint die nicht auszudehnende Beschränkung auf Risikopaare.[93] Auch die PND war einst für Risikoschwangerschaften angedacht, und findet derzeit ohne die anfangs postulierten Indikatoren durch deren Erweiterung gehäufte Anwendung.[94]

Abschließend sei das Paradox vermerkt, dass die Auswahl von Embryonen gesetzlich unzulässig ist, während hingegen der Abbruch auch bei einer fortgeschrittenen Schwangerschaft straffrei bleibt („medizinische Indikation").[95] Dazu kommt eine Praxis, die statistisch nicht erfasst, aber präsent ist: das „Liegenlassen" von schwerstgeschädigten Neugeborenen, d.h. die Nicht-Behandlung. In den Einbecker Empfehlungen (hrsg. von der Akademie für Ethik in der Medizin, der Deutschen Gesellschaft für Kinderheilkunde und der Deutschen Gesellschaft für Medizinrecht), so Norbert Hoerster, wird ersichtlich, dass bei großem Leid mehr Wert auf dessen „Linderung" als auf die Lebensförderung gelegt wird (vgl. Hoerster, 1995, S. 75-78).

---

[92] Vgl. 5.2.
[93] Siehe 6.2.2.
[94] Vgl. 4.7.
[95] Vgl. 4.7.1.

KAPITEL III   – Was ist neu an der „neuen" Eugenik? –

Eine kritische Analyse am Beispiel der Pränataldiagnostik

und der Präimplantationsdiagnostik

> *„Wir haben es also nicht mit einer politischen oder sozialen Eugenik, sondern mit einer »nur noch« technologischen Eugenik zu tun, die sich allerdings mit der Gewalt und Neutralität ihres Vollzuges über ihre Zwecke ausschweigt. Gerade deswegen kann sie im Maßstab und nach den Prinzipien industrieller Massenproduktion auf den leisen Sohlen der Gesundheitsvorsorge und mit dem wissenschaftlichen Segen der Genberatung schon heute ihren Siegeszug antreten. ... Die Barbarei kann eintreten, weil sie nicht auf der politischen Bühne und nicht in den bekannten Gewändern der Brutalität auftritt. ... Sie betritt dieses Mal in weißen Kitteln, mit Forschungsehrgeiz und den guten Absichten der Ärzte ausgestattet, im Willen der Eltern, das »Beste« für ihr Kind zu tun, die Bühne der Weltgeschichte."*

(Beck, 1988, S. 53)

6. PND und PID – Methoden einer „neuen" Eugenik?

Dieser Punkt soll den eugenischen Charakter der PND und PID, die im Vorange-gangenen diskutiert wurden, explizieren und den Zusammenhang mit den gesell-schaftlichen Verhältnissen aufwerfen.

Wie geht die Gesellschaft mit Behinderungen um und welche Vorstellungen existieren darüber? Diese Verknüpfung ist im Beziehungsgefüge für oder gegen eine Abtreibung und der Inanspruchnahme der PID eindeutig angesiedelt. Wieso fühlt sich eine Frau oder ein Paar der Aufgabe eines behinderten Kindes nicht gewachsen? Liegt es an mangelnden Erfahrungen oder Kontakten mit Menschen mit Behinderung, also an dem Bild, was eine Frau oder ein Paar sich davon macht (bzw. machen kann)? Woraus resultiert dieses Bild? Ist es die Gleichsetzung von Behinderung mit Leid? Resultiert die reproduktionsmedizinische Nachfrage aus einem gesellschaftlichen Konformitätsdruck? Ist es die Ungewissheit, die auch begründet liegt in einer ungenauen Diagnose (so weit dies überhaupt von den Betroffenen erkannt werden kann)? Wie wäre es, wenn die Befunde pränataldiag-nostischer Maßnahmen Aussagen darüber leisten könnten, wie der Schweregrad einer Behinderung bzw. einer Erkrankung sein wird?

Einige dieser Fragen können im Rahmen der Arbeit nicht beantwortet werden. Letztere beispielsweise kann nur als Gedankenanregung in den Raum gestellt werden, auch wenn anhand der Ausführungen von Katja Baumgarten ersichtlich geworden ist, zu welchen innerpersonellen Konflikten ein Befund führen kann, der es nicht zulässt, spezifische Aussagen über das zu erwartende Kind zu treffen sowie über die Möglichkeit des Lebens mit einem behinderten Kind zu informie-ren.[96]

---

[96] Vgl. 4.2.2.2.

6.1 Kritische Analyse der Zielstellungen innerhalb der Pränatalen Diagnostik hinsichtlich der eugenischen Bestimmung

Worum es in der Analyse nicht geht: Es soll weder einer Frau abgesprochen werden, eine Abtreibung vorzunehmen, wenn diese ungewollt schwanger geworden ist, noch soll die Entscheidung zu einem Abbruch aufgrund eines diagnostizierten „ungünstigen" Befundes diskriminiert werden. Vielmehr geht es um die Erörterung eines möglichen eugenischen Charakters.

Mittels der Techniken der PND, im Gegensatz zur einstigen Empfehlung für oder gegen eine Familienplanung[97], hat sich die (eugenische) Situation bedeutend verändert. Jeder hat die Möglichkeit, ein gesundes Kind zur Welt zu bringen, auch wenn sich dies de facto anders verhält, da kaum Therapiemöglichkeiten existieren. Die Grundlage genetischer Beratungen und frühzeitiger Untersuchungsergebnisse sind statistische Wahrscheinlichkeiten[98]. Statistiken jedoch bergen in sich stets Fehlerquellen und damit können krank geglaubte Kinder abgetrieben werden, obwohl sie gesund sind, und gesund geglaubte Kinder krank geboren werden. Dass die meisten Behinderungen erst während oder nach der Geburt entstehen, sei außerdem betont.

6.1.1 Selektion durch Schwangerschaftsabbruch

Gegenwärtig kann jede Frau eine „Schwangerschaft auf Probe" (Nippert) eingehen. Bei der PND steht ein sich bereits entwickelnder Fötus zur Option, der anhand von Gütekriterien ausgetragen oder abgetrieben wird (negative Selektion) (vgl. Graumann, 2001, S. 117). Die Auswahl von „guten" und „schlechten" Föten ist durch medizinische Befunden geregelt, die über die Fortführung oder den Abbruch der Schwangerschaft ausschlaggebend sind, auch wenn der individuelle

---

[97] Vgl. 2.7 zu den damaligen Möglichkeiten, die lediglich eine Empfehlung für oder gegen Nachwuchs bereit halten konnten, da die wissenschaftlichen Grundlagen fehlten.
[98] Vgl. 4.5.2.

Aussagecharakter aufgrund der Angabe von Risikowahrscheinlichkeiten oft gering ist. Erst mit fortschreitender Schwangerschaft ist eine präzisere Diagnose (z.B. mittels einer Amniozentese[99]) über den Gesundheitszustand erreichbar. Sind keine Therapiemöglichkeiten vorhanden, steht als Alternative der Schwangerschaftsabbruch oder das Austragen des kranken Kindes zur Option. Anhand des Testergebnisses entscheidet sich die Frau bzw. das Paar, aus welchen vielfältigen Gründen sei vorerst dahingestellt[100], für oder gegen den Fötus. Fällt die Wahl zugunsten des Kindes aus, erfolgt keine Selektion. Bei der Entscheidung dagegen, wird das Kind jedoch aufgrund des Untersuchungsbefundes abgetrieben und anhand seines genetischen Erbmaterials bzw. seines Risikos, defektes Erbmaterial aufzuweisen, selektiert (vgl. Volz, 2003, S. 33). Beim Schwangerschaftsabbruch mit „medizinischer Indikation"[101] tritt folglich eine (negative) Auswahl mit eugenischem Effekt ein, auch wenn die Absichten der Betroffenen im Einzelfall nicht eugenisch motiviert sein mögen. Der Definition nach handelt es sich um Eugenik, da der Träger des „schlechten" Erbmaterials seine Frucht nicht austrägt und somit eine „Belastung" des Genpools nicht erfolgt.[102]

Vor diesem Hintergrund sind einige der postulierten Zielstellungen der Bundesärztekammer[103] hinsichtlich einer Mehrzahl der diagnostizierbaren Krankheiten und Behinderungen mittels der PND obsolet und seit Anbeginn unangemessen. Dazu gehört die von der Bundesärztekammer deklarierte Absicht, mittels der PND die Befürchtungen der Schwangeren zu objektivieren bzw. abzubauen[104], was nicht leistbar ist, da die Untersuchungen der *Erkennung* von Krankheiten und Behinderungen dienen. In den meisten Fällen mag ein unauffälliger Befund dies erreichen können; der inneren Logik der Untersuchungen widerspricht es jedoch. Auch die angestrebte optimale Behandlung der Schwangeren und des (ungeborenen) Kindes ist folglich in den wenigsten Situationen durchführbar, da keine

---

[99] Vgl. 4.3.2.
[100] Siehe dazu 6.1.3.
[101] Vgl. 4.7.1.
[102] Vgl. 2.5.
[103] Vgl. 4.4.
[104] Vgl. 4.4.3.

Behandlungsmöglichkeiten existieren.[105] Sinnvoll hingegen sind die Punkte der „Erkennung von Störungen der embryonalen und fetalen Entwicklung"[106] und der „Schwangeren Hilfe bei der Entscheidung über die Fortsetzung oder den Abbruch der Schwangerschaft zu geben"[107] (Bundesärztekammer, 2003).

Buchanan et al. setzen sich in ihrem vorgestellten Konzept einer liberalen Eugenik dafür ein, dass es Leiden gibt, die ein Leben derart beeinträchtigen, dass ein Abbruch bzw. das Verwerfen dieser Erbgutträger moralisch obligatorisch ist.[108]

Die häufigsten Abtreibungen stellen Chromosomenanomalien und Neuralrohrdefekte[109] dar. Die Trisomie 21 und „leichte" Neuralrohrdefekte sind nicht in die von den Verfassern beschriebene Kategorie einzufügen, da ein Leben mit der Behinderung (je nach Schweregrad) lebenswert sein kann. Die Diagnosen lassen es jedoch nicht zu, genaue Angaben über den Schweregrad dieser Krankheiten zu treffen[110], so dass eine Wahl wegen unsicheren Befunden anhand der von Buchanan et al. genannten Einschätzung, was ein „wrongful life"[111] kennzeichnet, kaum möglich ist. Eine Tötung wäre dann erst nach der Geburt aktuell und würde die deutsche Rechtssprechung untergraben, auch wenn die Ausführungen von Norbert Hoerster vom Gegenteil berichten.[112] Ferner ist es nicht denkbar, dass eine Übereinstimmung erzielt werden kann, was ein „untragbares Leiden" beinhaltet.[113]

Die Auswertung einer Studie von Irmgard Nippert von 1992 bescheinigt allerdings, dass 69,6% der Humangenetiker(innen) und im Schnitt 60% der Betroffenen im Falle der Konfrontation mit einem ermittelten Down-Syndrom einen Abbruch vornehmen würden (vgl. Nippert, 1998, S. 161).[114]

---

[105] Vgl. 4.4.2.
[106] Vgl. 4.4.1.
[107] Vgl. 4.4.4.
[108] Vgl. 3.4.3.2.
[109] Einige Testverfahren, wie z.B. der Triple-Test (4.3.1), können gar lediglich Aussagen über wahrscheinliche Neuralrohrdefekte und das Down-Syndrom treffen.
[110] Vgl. 4.5.2 sowie 4.6.
[111] Vgl. 3.4.3.2.
[112] Vgl. 5.4.
[113] Vgl. 5.3.2.
[114] Die erwerbstätige Bevölkerung bejahte den Abbruch bei Down-Syndrom zu 50,8%, Schwangere ohne PND: 68,8% und Schwangere mit PND: 60,8% (vgl. Nippert, 1998, S. 161).

6.1.2 Die verschiedenen Varianten der Eugenik

Eine für diese Erörterung bedeutsame Frage ist, ob etwas eugenisch sein kann, wenn es von dem Betroffenen nicht eugenisch bestimmt ist oder wurde.

Wie im 2. Punkt bereits verdeutlicht, gibt es keine klar abgrenzbare Eugenik. So wird beispielsweise zwischen einer „positiven" und „negativen" Eugenik oder zwischen einer Eugenik „von oben" und einer Eugenik „von unten" differenziert. Bei ersterer Unterscheidung wurden Zweifel über ihren Sinn oben im Text[115] schon erkennbar, dennoch sollen sie hier kurz eingefügt werden. Positive Eugenik soll diejenigen, deren Erbgut „ohne Beanstandung" ist, zur Fortpflanzung animieren und negative Eugenik meint den Ausschluss zur Fortpflanzung derjenigen, deren Erbgut „nicht in Ordnung" ist. Allerdings bedingen sich beide Formen gegenseitig und in der Forderung der einen stecken implizit die Ansprüche der anderen Eugenik. Die Konsequenz ist gleich.[116] Der eugenische Charakter erklärt sich demnach bei Betrachtung der Konsequenzen einer Handlung, um das Phänomen in seiner Wirkungsgewalt beschreiben zu können.

„Um die neue Eugenik, die von den beteiligten Menschen meistens nicht gezielt verfolgt wird, von der alten Form zu unterscheiden, spricht man auch von „schleichender Eugenik" oder „Eugenik von unten". Das gilt für die heute negative Eugenik: die pränatale und präimplantive Selektion, die entweder schon täglich praktiziert wird oder technisch ohne weiteres möglich ist." (Kipke/Riewenherm, 2001, S. 4).

Eine andere Ansicht ist folgende:

„Als Eugenik >von unten< könnte somit prinzipiell der selektive Schwangerschaftsabbruch in der Folge von PND in der Einzelanwendung oder im Kontext von screening-Verfahren in Frage kommen. Ebenso könnte die PGD [Pre-Implantation Genetic Diagnosis, also Präimplantationsdiagnostik; Anmerkung K.L.] hierzu gezählt werden wie auch der Verzicht auf Kinder bzw. die Adoption fremder Kinder aufgrund des Wissens um eine bestimmte Prädisposition und der zugleich vertretenen Position, dass Menschen mit den betreffenden Merkmalen dem Genpool nicht zugemutet werden können. Letzterer Umstand muss jedoch

---

[115] Vgl. 2.5.
[116] In Punkt 6.2 wird diese These offensichtlich werden.

häufig fragwürdig sein. Die genannten Entscheidungen werden vielmehr meist nicht mit Blick auf den Genpool getroffen. Daher muss fraglich sein, ob sie sich kategorisch als Eugenik >von unten< beschreiben lassen." (Schmidt, 2003, S. 139).

Es ist bedenklich, dass es sich nicht um Eugenik handeln soll, wenn die Mitglieder in ihrer Teilsumme nicht an das Ganze denken, was dabei zum Vorschein kommt. Die tumorartigen Auswucherungen im Nationalsozialismus[117] verlieren nicht ihre Schärfe, wenn man jedes einzelne Schicksal getrennt voneinander betrachtet und die Ursachen und Gründe der Täter mit einbezieht. Die Gräueltaten mit eugenischem Hintergrund im Dritten Reich (oder danach oder davor) büßen ihre Grausamkeit nicht ein, weil Einzelne die Botschaft dessen nicht wussten oder verstehen konnten. Eine solche Denkweise wie im genannten Zitat ermöglicht es in keiner thematischen Ebene, auf Gefahren und Missbrauchsmöglichkeiten sowie Wirkungen einer Sache überhaupt aufmerksam zu machen.

Die Unterscheidung zwischen einer Eugenik „von unten" und einer Eugenik „von oben" ist auf dem ersten Blick deutlicher trennbar, da die Eugenik „von oben" durch ein staatlich verordnetes und rechtlich verankertes eugenisches Programm gekennzeichnet ist, dessen sich keiner entziehen kann. Die Eugenik „von unten" bzw. die im Zitat angesprochene „schleichende Eugenik" (vgl. Kipke/Riewenherm, 2001, S. 4) basiert auf Freiwilligkeit. Der Schwangerschaftsabbruch bei einer „medizinischen Indikation", also einem auffälligen Befund, der auf eine Behinderung des Fötus schließen lässt, kann bis kurz vor der Geburt eingeleitet werden[118] und ist rechtlich nicht strafbar.[119] Die Frau kann selbst entscheiden, ob sie dieses Kind bekommen möchte oder nicht. Auch die vorangehenden Untersuchungen, die einen auffälligen Befund nach sich ziehen können, liegen in der Eigenverantwortung und der informierten Zustimmung der Schwangeren. Somit ist der Tatbestand eines oktroyierten staatlichen Programms nicht

---

[117] Vgl. 2.6.
[118] Dies geschieht durch einen Fetozid, was die Tötung des Fötus mittels einer Kaliumspritze durch die Bauchdecke der Frau bedeutet, der durch die Einleitung der Wehen zu einer Totgeburt führt.
[119] Vgl. 4.7.1.

gegeben. Es ist jedoch fraglich, ob in dem herausgestellten Kontext wahrlich von einer freien und selbst bestimmten Entscheidung gesprochen werden kann.[120]

Mit der Festlegung einer freiwilligen und selbst bestimmten Inanspruchnahme pränatal- oder präimplantationsdiagnostischer Maßnahmen ändert sich nicht der eugenische Gedanke, sondern lediglich die Zugangsvoraussetzungen.[121]

„Wer Eugenik ausschließlich im traditionellen Sinn eines gegenüber individuellen Interessen rücksichtslosen Bestrebens der erblichen Verbesserung eines Volkes begreift, das im Extremfall in ein staatlich organisiertes Vernichtungsprogramm mündet, wird die aktuellen Bedenken nicht teilen können. Dieselbe Sache kann zu verschiedenen Zeiten unterschiedliche Erscheinungsformen annehmen. Die historische Eugenik, insbesondere ihre nationalsozialistische Variante, war vorwiegend kollektivistisch und dirigistisch. Die gegenwärtige Tötung ungeborenen Lebens wegen genetischer oder chromosomaler Abweichung erfolgt aufgrund individueller und – zumindest formell – freiwilliger Entscheidung der Eltern. Vor allem jedoch spielt die eugenische Absicht heute kaum eine Rolle." (ebd., 2001, S. 4).

Inwieweit die Entscheidung freiwillig sein kann, wird im nächsten Abschnitt überprüft.

6.1.3   Konformitätsdruck

Der Großteil der betroffenen Schwangeren bzw. der betroffenen Paare entscheidet sich gegen ein behindertes Kind nach auffälligem Befund.

Die Gründe, die zu einer Inanspruchnahme der Diagnosemöglichkeiten führen, sind vielfältig. Sie reichen von einer nicht zumutbaren finanziellen Belastung über die Nicht-Zumutbarkeit der Last für das eigene Leben (die lebenslange Sorge etc.) bis zur Besorgnis, das behinderte Kind könne die Situation zwischen ihrem Partner und/oder bereits vorhandenen Kindern (gesund oder krank) erschweren (vgl. Nippert, 1997, S. 117). Folglich ist anzunehmen, dass:

„nicht nur die Existenz des behinderten Menschen selbst als leidvoll definiert [wird], auch sein nächstes Umfeld soll davon betroffen sein. Für die Rechtmäßigkeit einer Abtreibung nach der 12. Schwangerschaftswoche wird im Kontext der

---

[120] Vgl. 4.2.2.2.
[121] Vgl. 4.8.

PND (mit auffälligen Befund) auf die medizinische Indikation zurückgegriffen und eine bereits vorhandene oder zu erwartende schwere gesundheitliche Beeinträchtigung der schwangeren Frau diagnostiziert. ... Der Abbruch der Schwangerschaft beziehungsweise der Einsatz der PID sei eine selbst bestimmte Entscheidung der Frau/des Paares, um künftiges Leid für sie zu vermeiden. Durch den Hinweis der Selbstbestimmung wird die Entscheidung zu einem unangreifbaren Maßstab erhoben. Dabei enthalten die Leidensvermutungen eine besondere Problematik: Ihnen liegen häufig keine eigenen Erfahrungen mit Menschen mit Behinderung zugrunde, sondern durch gesellschaftliche Normierungen beeinflusste Vermutungen über das Leben mit einem behinderten Kind." (Riedel, 2003, S. 34).

Nach der untersuchten Studie von Irmgard Nippert von 1992 liegt die Ansicht zugrunde, mit der Inanspruchnahme „verantwortungsbewußt" (71,8% der Befragten antworteten auf diesem Wege) zu handeln (vgl. Nippert, 1998, S. 160). Daraus erschließt sich, dass eine Nicht-Inanspruchnahme als verantwortungslos betrachtet wird. Die Verhinderung von Leiden und die vermeidbaren „unreasonable burden" (Herrmann/Kurmann, 2002, S. 10) entsprechen heute einer gängigen „normalen" Praxis und die Entscheidung einer Frau zu einer Inanspruchnahme der Vorsorgeuntersuchungen zählen zur vernünftigen „Normalität". In der oben genannten Studie stimmten „76,6% der befragten ... der Aussage zu, *»Ich habe mich für die vorgeburtliche Untersuchung entschieden, weil ich einem behinderten Kind nicht zumuten wollte, geboren zu werden«.*" (Nippert, 1998, S. 161). Verbreitet scheint die nachfolgende Anschauung zu sein:

„Deviations from the norm in physical or mental performance, and dependence on help and support, are generally defined as being „full of suffering" by outsiders. The social dimension of "disability", of being impended by social barriers, is ignored." (Goldmann/Kurmann, 2002, S. 59).[122]

Die Bedrohung, die daraus resultiert, ist zum einen die unhinterfragte Annahme von Techniken, deren Konsequenzen nicht klar sind, sowie die Tendenz zum Zwang einer Inanspruchnahme durch vorgegebene erwünschte soziale Strukturen. Diese werden tagtäglich durch die gängige Praxis aufrecht gehalten sowie erweitert und verkehren sich zur Normalität (vgl. Nippert, 1997, S. 116). „Woman today see themselves facing a situation, where it is „only natural" to be supposed to utilise the service of reproductive medicine." (Faber/Puschke, 2002, S. 69).

Schwerwiegend ist demnach der normalisierende Charakter reproduktionsmedizinischer Maßnahmen. Deren Nicht-Inanspruchnahme stellt das Gegenteil von Normalität dar, wie die Auszüge aus der oben genannten Studie bezeugen. Eine bedeutende Rolle spielt dabei,

„daß die Allgemeinbevölkerung über die sozialen Probleme, die mit der Anwendung der Pränataldiagnostik verbunden sein können, gering aufgeklärt ist. Je weniger aufgeklärt eine Bevölkerungsgruppe ist, um so eher scheint sie bereit, einer eugenischen Wertehaltung zuzustimmen und zu erwarten, daß Personen mit genetischen Risiken keine Kinder bekommen sollten, es sei denn, sie machen Gebrauch von der Pränataldiagnostik beziehungsweise dem selektiven Schwangerschaftsabbruch." (Nippert, 1997, S. 125).

„Woman who want to take the self-determined decision to have a child with a disability must expect to encounter ever increasing negative consequences." (Faber/Puschke, 2002, S. 68).

Es drängt sich demnach die Frage auf, inwieweit die postulierte *freiwillig* nachgefragte Eugenik vertretbarer sein kann als die unfreiwillige „alte" Eugenik und inwieweit sie tatsächlich freiwillig sein kann. Die Zugangsvoraussetzungen haben sich geändert, das Resultat aber gleich geblieben. Mit dem Hintergrund, dass viele Faktoren die Entscheidung mitbestimmen, kann von einer wahren Freiwilligkeit einer Inanspruchnahme nicht gesprochen werden. „The decision taken by an individual woman, who displays a high degree of external control, is primarily declared to be self-determined for reasons of legitimisation." (ebd., 2002, S. 69).

Ulrich Beck schreibt bereits 1988, dass die Heilungsversprechen der Medizin mit dem Angebot der Gesundheit, die „Freiwilligkeit" geradezu forcieren (vgl. Beck, 1988, S. 57).

„Die Rede von der »Freiwilligkeit« verkennt und verkürzt also das Verhältnis zwischen gesellschaftlichen Institutionen bzw. Werten und neuen Technologien zu einem privaten Verhältnis. Der Ohnmächtigste wird als Allmächtiger unterstellt." (ebd., 1988, S. 57).

---

[122] „Die Gesellschaft grenzt Alte, Kranke und Behinderte aus; wer nicht so leistungsfähig ist wie die Mehrheit, wird von dieser diskriminiert." (Kerbel, 2005, S. 11).

Diese Ohnmacht ist besonders in den Ausführungen von Silja Samerski in Bezug auf die genetische Beratung[123] deutlich geworden, innerhalb derer das tatsächliche individuelle Risiko, welches zu einer wahren Entscheidungssituation des Einzelnen führen würde, fehlt.

6.1.4 Fazit

Die Verfahren der PND sind latent oder bewusst eugenisch intendiert, da sie ihrer Methodik nach auf das Aufspüren von Krankheiten und Behinderungen ausgelegt sind, für die es kaum Therapiemöglichkeiten gibt. „Mag man auch den einzelnen Anbietern und Nutzern keine eugenischen Motive unterstellen, die eugenischen Folgen des Gesamtunternehmens Pränataldiagnostik sind nicht zu leugnen." (Wunder, 2001, S. 18).

Die Deklarierung der Techniken als „neue Eugenik" soll nicht als Totschlagargument fungieren und vor allem nicht die Nutzer(innen) in Anklage stellen. Vielmehr geht es bei der Bewusstwerdung eugenischer Verdachtsmomente darum, festzustellen, warum die Mehrheit der Schwangeren die PND scheinbar unkritisch in Betracht zieht, ohne sich teilweise über die Konsequenzen klar zu sein und der Großteil bei einem positiven Befund dem Schwangerschaftsabbruch zustimmt. Eva Schindele kommt zu der Ansicht, dass das, „Was sich früher aus mangelnder intra-uteriner Einsicht auf die Zeit nach der Geburt eines kranken Kindes konzentrierte, … sich inzwischen dank Ultraschall und Fruchtwasseruntersuchung etc. auf die Schwangerschaft vorverlagert." (Schindele, 1998, S. 338) hat. Sie erläutert, dass die Selektionen sozusagen hinter verschlossenen Türen (im Mutterleib) stattfinden, juristisch wie medizinisch akzeptiert sind und am wichtigsten: dem Recht der selbst bestimmten Entscheidung der Frau unterliegen und somit unanfechtbar sind (vgl. ebd., 1998, S. 338).

Nach außen wurde der Rahmen sauber abgesteckt, die möglichen Folgen der späten Schwangerschaftsabbrüche verlangen jedoch Berücksichtigung. Bei

---

[123] Vgl. 4.6.

einem auffälligen Befund bricht die Mehrzahl der Betroffenen die Schwanger-schaft ab. Für Deutschland gibt es aufgrund des geänderten Schwangeren- und Familienhilfeänderungsgesetzes (SFHÄndG)[124] seit 1996 keine zur Verfügung stehenden Daten mehr hinsichtlich der Schwangerschaftsabbrüche aus Gründen einer Behinderung des zu erwartenden Kindes (vgl. Haker, 2002, S. 129).

Der Hinweis an Paare, dass es sich um Selektion handelt bzw. die bewusste adäquate Debatte, die der Bevölkerung dazu vermittelt werden sollte, ist kein Garant für die Ablehnung der Verfahren bzw. einen kritischeren Umgang damit.

„Konkrete Handlungsempfehlungen, wie die Frauen in der bestehenden Gesell-schaft mit der PDN umgehen sollten, lassen sich aus der Gesellschaftskritik der Behindertenbewegungen und der Feministinnen kaum ableiten. Die Analyse der bestehenden gesellschaftlichen Zwänge und der Entwurf einer Gegen-Utopie laufen also Gefahr, abstrakte Gegen-Normen aufzurichten und sich in einer Negation zu fixieren, an der die alltägliche Praxis von medizinischer Schwanger-schaftsbetreuung und PND letztlich doch vorbeigehen wird." (Friedrich et al., 1998, S. 18).

Die Optionen der Schwangerschaftsvorsorge können und sollen nicht gestrichen werden. Wünschenswert ist eine differenzierte Vermittlung der leistbaren Infor-mationen mit dem Augenmerk auf der Akzeptanz von Menschen mit Behinderung und dem Verweis auf die hohen Fördermöglichkeiten der verschiedenen Krank-heitsbilder (z.B. gerade beim viel diagnostizierten Down-Syndrom), was in der Praxis der Beratung zu kurz anklingt. Denn:

„Während Menschen mit einem Down-Syndrom vor 50-80 Jahren meist schwer geistig behindert waren, können heute viele von ihnen auf Grund umfassender Förderung lesen und schreiben, haben soziale Beziehungen und besuchen be-schützende Werkstätten." (Propping, 2002, S. 135).

Das Bewusstsein über Fördermöglichkeiten scheint wenig bekannt, wie man anhand der Zustimmung zum Schwangerschaftsabbruch nach einem auffälligen Befund vermuten kann (vgl. Nippert, 1998, S. 161), und die informelle Verbrei-

---

[124] Vgl. 4.7.1.

tung dieser Optionen erscheint als eine vordergründige gesamtgesellschaftliche Aufgabe.

Die angesprochenen „Nebenwirkungen" der PND sollten immer wieder ins Blickfeld der Auseinandersetzung gerückt werden, um die Möglichkeit einer Hinterfragung der modernen Medizin zu gewährleisten. Vor allem inwieweit die Entscheidung zu einem Abbruch der Schwangerschaft nach einem auffälligen Befund unabhängig von dem Druck gesehen werden kann, den diese nachgefragte Eugenik in der Gesellschaft erzeugt, muss stets beleuchtet werden.

6.2 Kritische Analyse der Präimplantationsdiagnostik hinsichtlich der eugenischen Bestimmung

Die Selektionen innerhalb der PID unterscheiden sich zur PND im Sinne einer vorgelagerten Auswahl von Embryonen. In den Mutterleib verpflanzt wird, was erwünscht ist (positive Selektion), verworfen, was nicht der Norm entspricht (negative Selektion). Im Falle der PID wird die These offensichtlich, dass die Grenzziehung zwischen positiver und negativer Eugenik nicht möglich ist. Die Festlegung der Kriterien für einen „verpflanzenswerten" Embryo (positive Eugenik) führt zwangsweise zur negativen Eugenik, zu dem also, was nicht „verpflanzenswert" ist und verworfen wird.

6.2.1 Das Recht auf ein gesundes Kind

Ein Recht auf ein gesundes Kind gibt es nicht. Ein Recht des Kindes auf Unversehrtheit existiert hingegen.[125]

---

[125] Vgl. 5.3.2.

Im Gegensatz zur medizinischen Indikationsregelung, die es der Frau ermöglicht, einen Schwangerschaftsabbruch vorzunehmen, wenn zu erwarten ist,
dass psychisches und physisches Leid bei der Austragung eines behinderten
Kindes eintritt[126], sind keine Forderungen von kinderlosen Paaren nach einem
gesunden Kind an die Reproduktionsmedizin möglich (vgl. Antretter, 2005, S. 2).

Die Enquetekommission für „Recht und Ethik in der modernen Medizin"
verkündet in ihrem Abschlussbericht die Befürchtung, die PID könne solchen
Machbarkeitsphantasien und Ansprüchen Vorschub leisten und den gesellschaftlichen Zwang auf ein gesundes Kind verstärken. Sie beleuchtet die Gefahr, dass
durch ihre Einführung diskriminierende Tendenzen gegen behinderte Menschen
erweitert werden könnten, die dann zu einer gesellschaftlichen Beeinflussung
durch verschobene Wertvorstellungen führen, die eine „freiwillige Eugenik"
fördern. Beispiele der Rechtssprechung wie „das Kind als Schaden"[127] bezeugen
die Eigendynamik solcher Prozesse. Die Kommission empfiehlt dennoch, die PID
für Paare mit enormem genetischen Risiko zuzulassen, andernfalls sollte sie
unzulässig sein. Es handelt sich dabei um Paare, die aufgrund einer Erbkrankheit
einen selektiven Schwangerschaftsabbruch vornehmen würden. Mittels der PID
soll ihnen der leidvolle Weg einer „Schwangerschaft auf Probe" erspart bleiben
(vgl. Deutscher Bundestag, 2002, S. 107f.). Wie die Ausführungen in der vorliegenden Arbeit jedoch gezeigt haben, ist es derzeit erforderlich, das Ergebnis der
PID durch die PND zu überprüfen, wodurch dieses Ansinnen gegenwärtig nicht
erzielt werden kann.[128]

6.2.2 Problemskizze

Die PID ermöglicht es erstmals, eine positive Eugenik zu betreiben und damit
unter den Embryonen diejenigen auszuwählen, die mit den Anforderungen der

---

[126] Vgl. 4.7.1.
[127] Vgl. 4.7.2.
[128] Vgl. 5.2.

Eltern übereinstimmen (vgl. Deutscher Bundestag, 2002, S. 101). Somit dreht es sich bei der PID im engeren Sinne um Züchtung.

Ausgehend von der Annahme einer hohen Sozialisationsmacht, wäre festzustellen, dass ein Eingriff in das Erbgut des Menschen weniger Optionen und Reversibilität zulässt, als das Angebot von Wertvorstellungen und Lebensweisen durch die soziale Umgebung. Auch im Hinblick auf die Sozialisationsschäden, die durch eine von physischer und psychischer Gewalt geprägten Erziehung beim Kind bzw. Erwachsenen verbleiben können und nur in einem langen Prozess gezielter Aufmerksamkeit und gegebenenfalls dadurch notwendiger therapeutischer Interventionen zum Teil auflösbar sind und somit auch einen hohen Grad an Irreversibilität aufweisen können, soll an dem Vorangegangenen festgehalten werden. Jürgen Habermas argumentiert in ähnlicher Weise, wenn er schreibt, dass die Eltern

„mit der Entscheidung über sein genetisches Programm ... Absichten verbunden [haben], die sich später in Erwartungen an das Kind verwandeln, ohne jedoch dem Adressaten die Möglichkeit zu einer *revidierenden* Stellungnahme einzuräumen." (Habermas, 2002, S. 90).

Buchanan et al. stehen in ihrem Konzept einer liberalen Eugenik dafür ein, dass kein Grund existiert, der es rechtfertigt, genetische Verbesserungen hinsichtlich umfeldbedingter strikt abzulehnen[129]. Im Gegenteil halten sie diese gar für moralisch geboten, wenn dadurch der Einzelne in seinen Fähigkeiten gesteigert werden und einen gleichberechtigten Platz in der Gesellschaft einnehmen kann.[130] In Fällen von „wrongful life" treten sie für eine „Nicht-Existenz" ein.[131]

Die Verankerung in den Konzeptionen der PID, diese nur bei Hochrisikoklientel einzusetzen, schützt nicht vor den Gefahren einer Verschiebung der Inanspruchnahme. Länder in denen die PID seit einigen Jahren erlaubt ist, bezeugen, dass sich diese Eingrenzung in der Aufhebung befindet. Aktuell werden in England Umfragen durchgeführt, die die Akzeptanz in der Bevölkerung hinsichtlich einer

---

[129] Vgl. 3.4.3.
[130] Vgl. 3.4.2.
[131] Vgl. 3.4.3.2.

möglichen Geschlechtswahl[132] mittels des Verfahrens erforschen (vgl. Rubner, 2005, S. 1). Angeregt durch einen Fall aus dem Jahre 2003, bei dem das Oberste Gericht Anfang diesen Jahres darüber verfügte, „dass die Zeugung von Designer-Babys zur Behandlung schwerkranker Geschwister legal ist." (ebd., 2005, S. 1), will Großbritannien nun die Bestimmungen „für [die] künstliche Befruchtung lockern" (ebd., 2005, S. 1).

6.3 Die Eugenik, die uns heute „droht"

„Vieles, was sich die alten Eugeniker – Galton, Ploetz, Schallmayer, Lenz, Davenport und viele Andere – erhofften oder erträumten, ist Wirklichkeit geworden oder dabei, Wirklichkeit zu werden. Die generativen Reproduzenten zeigen sich einsichtiger, als die Alten jemals geglaubt hätten" (Reyer, 2003, S. 185f.).

Jürgen Reyer führt weiter an, dass die humangenetische Beratung mit eingeschlossener Empfängnisverhütung und der Rechtsgrundlage des straffreien Schwangerschaftsabbruches bei einer Indikation „das vielleicht erfolgreichste praktische Modell der Eugenik nach 1945" ist. (ebd., 2003, S. 184).

Die Möglichkeit, mittels der neuen Techniken, eine „Schwangerschaft auf Probe" (Nippert) einzugehen oder bereits in der Petrischale die erwünschten Embryonen auszuwählen und den Fötus bei genetischer Versehrtheit zu verwerfen (PID) bzw. abzutreiben (durch PND), hat die menschliche Fortpflanzung entscheidend verändert.

War die „alte Eugenik" dirigistisch und autoritär verbunden mit der Angst vor Entartung[133], so verbreitet sich die „neue" Eugenik durch die Freiwilligkeit ihrer Teilnehmer. Kühl spricht von „einer Eugenik ohne Eugeniker" (Kühl, 1997, S. 233). Wie ausgeführt wurde, lassen sich Tendenzen feststellen, die die Inanspruchnahme der Techniken zur Normalität verkehren, woraus ein Konformitäts-

---

[132] In Israel ist dies seit kurzem in Ausnahmefällen erlaubt (vgl. Rubner, 2005, S. 1).
[133] Vgl. 2.4.

druck entsteht.[134] Die Angst vor einem behinderten Kind ist die Antwort. Wie vermerkt, haben sich die eugenischen Zugangsvoraussetzungen geändert und auch sind wir heute in andere soziale Gegebenheiten eingebettet, wie die Autoren der liberalen Eugenik notieren. In der Gegenwart sind die genetischen Bestrebungen nicht auf eine Verbesserung der gesamten Bevölkerung oder einer bestimmten Rasse ausgelegt, sondern auf die Gesundheit und das Wohlbefinden Einzelner. Dennoch verweisen die Verfasser darauf, dass die „Welt" noch längst nicht bereit ist, all die Vorurteile abzulegen, die eine gefahrenlose und verantwortungsbewusste Anwendung der Eugenik garantieren können (vgl. Buchanan et al., 2001, S. 107).

Treusch-Dieter betont im Zusammenhang mit der prädiktiven, d.h. vorausschauenden Medizin, worunter PID und PND zählen:

„Von dieser Lebensdaten-Erhebung wird die »vorkommerzielle« Grundlagenforschung zur Analyse des menschlichen Genoms ebenso profitieren, wie ihre kommerzielle Anwendung durch die prädiktive Medizin. Insbesondere ihr erschließt die pränatale Diagnostik, wenn sie per Pflichtberatung auf humangenetischer Basis »flächendeckend« durchgeführt wird, gewinnverheißende Möglichkeiten von Genkontrolle und –therapie, die nichts anderes als eugenische Verfahren sind. Sie, diese neue Eugenik ist es, die im Namen von Gesundheit und Produktivität als kommerzielle Eugenik in die Geschichte eingehen wird." (Treusch-Dieter, 1990, S. 250).

Regine Kollek informiert, dass aufgrund unserer sozialen Konstellationen die Bedrohung nicht in Form einer staatlich reglementierten Fortpflanzungspolitik besteht, sondern durch die Verkehrung von Risikountersuchungen in individuell nachgefragte vertraute Routineuntersuchungen. Dadurch ist eine Abgrenzung zwischen schändlicher und „vertretbarer" Eugenik kaum noch leistbar (vgl. Kollek, 2000, S. 154). Es stellt sich daraus die Frage, ob in der Konsequenz nicht durch die gesellschaftlich legitimierte Praxis ein Zwang zur Konformität entsteht, der des Druckes des Staates gar nicht mehr bedarf. Bei den pränataldiagnostischen Verfahren handelt es sich längst nicht mehr um angebotene Dienstleistungen, sondern sie haben durch verschiedene gesellschaftliche Faktoren gar einen

---

[134] Vgl. 6.1.3.

verpflichtenden Charakter. Der Druck, ein gesundes Kind zur Welt zu bringen, gerade weil die Möglichkeit des Angebotes und der Kontrolle besteht, darf nicht unterschätzt werden. Die Auswertung einer europäischen und deutschen Studie von Irmgard Nippert zeigen, dass das Spektrum

„von kritischer Reflexion über den Umgang mit den pränatalen Diagnosetechniken und den eigenen Entscheidungskriterien bis hin zu krassesten Vorurteilen über das Leben Behinderter und der Wiedergabe äußerst negativer sozialer Stereotype." (Nippert, 1998, S. 158) reicht.

Markus Dederich verdeutlicht in diesem Kontext, dass aufgrund der geänderten Zugangsvorrausetzungen und durch die Ansiedelung eugenischer Strukturen „in einem komplexen Gefüge unterschiedlicher Berufsgruppen, gesellschaftlicher Kräfte und Interessenskonstellationen" (Dederich, 2000, S. 73) die Eugenik weniger durchschaubar geworden ist. Denn „die klassischen Ziele 'Qualitätskontrolle' und 'Senkung der Sozialkosten des Staates' … [haben sich nicht] verändert, sondern nur die Methoden und Techniken ihrer Erreichung" (ebd., 2000, S. 74; zit. nach Schuhmann, 1989, S. 150). Er verdeutlicht, dass die Veränderung der Eugenik im Wesentlichen in der Verschiebung von einer staatlich festgelegten hin zu einer von den Klienten „selbst bestimmten" Eugenik von unten liegt. Das ist jedoch keine Garantie dafür, dass der Einzelne tatsächlich eine freie Wahl treffen kann, denn die Entscheidungen spiegeln stets ein gesellschaftliches Normen- und Wertgefüge wider (vgl. Dederich, 2000, S. 105).

Diese Ausführungen verdeutlichen, wie desgleichen Jürgen Reyer erläutert, dass „die Situation … prinzipiell nicht neu, sondern einfach „nur" moderner" (Reyer, 1991, S. 185) geworden ist. Die Erläuterungen zur PND und PID haben kenntlich gemacht, dass die postulierten Zugangsvoraussetzungen der Freiwilligkeit und der Selbstbestimmung, mit dem sich die „neue" Eugenik von der „alten" unterscheiden will, keine Garantie für ihre Realität bieten. Ein Konformitätsdruck lastet bereits heute reproduktionsmedizinischen Maßnahmen an, so dass die Prämissen fraglich werden und auf das Erfordernis einer umfassenden Beratung verweisen, um eine wahre selbst bestimmte Entscheidung zu gewährleisten.

---

7. Schlussbetrachtungen

Anhand der historischen Betrachtung des eugenischen Konzeptes von Francis Galton[135] wurde ersichtlich, dass eine Verbesserung der Menschheit durch eine geregelte Fortpflanzung eintreten sollte. Nach Galtons Wunsch sollte jeder freiwillig eugenische Entscheidungen für oder gegen Nachwuchs treffen.

Gezeigt wurde, welche Motoren die eugenische Entwicklung am Anfang des 19. Jahrhunderts begünstigten. Dazu gehören der wissenschaftliche Fortschritt in Form der Evolutionstheorie Darwins und die daran abgeleiteten Gedankenstrukturen des Sozialdarwinismus[136], die den Menschen aus den Händen eines Schöpfungsgottes entrissen und in das Blickfeld biologischer Determiniertheit rückten (vgl. Kappeler, 2000, S. 61). Verbunden mit einer anhaltenden Angst des Menschen vor seiner Entartung durch die Außerkraftsetzung der natürlichen Auslesemechanismen im Zuge der Zivilisation[137], erklärt sich der Wunsch einer dringend notwendigen Gegensteuerung (vgl. Weingart/Kroll/Bayertz, 1988, S. 67). Positive und negative Eugenik sollten die sozialen Probleme der Industriegesellschaft lösen.[138] Bei der „alten" Eugenik bestand die negative Eugenik in der Verhinderung von Nachwuchs und positive Eugenik meinte, diejenigen zur Nachwuchsförderung zu animieren, deren Erbgut als wünschenswert eingeschätzt wurde (vgl. Kevles, 1995, S. 20).

Zur Zeit des Nationalsozialismus[139] wurde in großen und menschenverachtenden Umfang negative Eugenik betrieben, indem die unerwünschten Erbgutträger entweder sterilisiert[140] oder unter dem Namen der Euthanasie[141] getötet wurden. Diese Gräueltaten führten zur Diskreditierung der autoritären Zwangseugenik, die eine Wende im Denken einforderte.

---

[135] Vgl. 2.2.
[136] Vgl. 2.3.
[137] Vgl. 2.4.
[138] Vgl. 2.5.
[139] Vgl. 2.6.
[140] Vgl. 2.6.1.
[141] Vgl. 2.6.2.

Das Neue an der „neuen" Eugenik, auch wenn eine Abgrenzung zwischen „alter" und „neuer" Eugenik nicht konkret möglich ist[142], sind die von ihren Vertretern postulierten Zugangsvorrausetzungen. Freiwilligkeit und Selbstbestimmung heißen die Schlagwörter. Wie die Ausführungen der vorgestellten Humangenetiker Vogel und Wendt von 1970[143] jedoch verdeutlichten, ist es nicht möglich, Ideengerüste von heute auf morgen auszulöschen. Auch die Aussagen der beiden Wissenschaftler Haldane und Muller auf dem CIBA-Symposium 1962[144] bezeugen, dass 17 Jahre nach dem Zweiten Weltkrieg keine wahre Wende eingetreten war. Die postulierten veränderten Zugangsvoraussetzungen erweisen sich für diesen Zeitraum als Farce.

Diese erhalten gebliebenen Prämissen der Freiwilligkeit und der Selbstbestimmung im Kontext der Möglichkeiten der PND und PID sind gegenwärtig ebenso kritisch zu bewerten. Die Erläuterungen zu drei pränataldiagnostischen Testverfahren[145] zur Kontrolle von Krankheiten und Behinderungen mit ihren Nebenwirkungen und dem Rückbezug an statistischen Wahrscheinlichkeiten[146] bezeugen dies. Die Möglichkeiten der Erkennung haben sich durch das Voranschreiten der wissenschaftlichen Errungenschaften zwar verändert bzw. erweitert im Gegensatz zu den pseudowissenschaftlichen Annahmen bei der „alten" Eugenik[147]; von einer freiwilligen und selbst bestimmten Inanspruchnahme kann dennoch in vielen Fällen nicht gesprochen werden[148], da vorgeburtliche Untersuchungen heute bereits zu Routineuntersuchungen tendieren.[149] Ein Konsens lässt sich entdecken, welche Erwartungen die Inanspruchnehmer mit pränataldiagnostischen Maßnahmen verfolgen, was nicht zuletzt durch Schwangerschaftsratgeber geschürt wird. Die Verfahren sollen die Schwangeren beruhigen (vgl. [u.a.] Friedrich et al., 1998, S. 73), obwohl das eine Zweckentfremdung darstellt, da eine Beruhigung im Kontext der Untersuchungen nicht leistbar ist. Um dies zu

---

[142] Vgl. 3.1.
[143] Vgl. 4.2.2.1.
[144] Vgl. 3.2.2.
[145] Vgl. 4.3.1, 4.3.2 und 4.3.3.
[146] Vgl. 4.5.
[147] Vgl. 2.7.
[148] Vgl. 6.1.3.
[149] Vgl. 4.3.1.

materialisieren, wurde ein Schwangerschaftsratgeber dargestellt[150], der die Methoden offensichtlich als Beruhigungsmaßnahme deklariert und nicht thematisiert, dass bei einem auffälligen Befund ohne Therapiemöglichkeit des Säuglings die einzige Alternative der Schwangerschaftsabbruch zur sicheren Ausschaltung des Risikos eines behinderten Kindes ist. Wie herausgefiltert wurde, ist der Schwangerschaftsabbruch mit „medizinischer Indikation" eine Handlung negativer Eugenik, da der Fötus mit „unerwünschtem" Erbgut keine Existenzberechtigung erhält.[151]

Vernachlässigt werden in dem Beispiel des Schwangerschaftsratgebers ebenfalls die psychischen Belastungen, die mit einem Testverfahren und den teilweise langen Wartezeiten auf deren Ergebnisse verbunden sind und vor allem die folgenden Probleme im Entscheidungsprozess für oder gegen das Kind. Zu welchen schwerwiegenden innerpersonellen Konflikten eine unsichere Prognose führen kann, wurde in den Aussagen von Katja Baumgarten[152] erfahrbar.

Daraus wurde ersichtlich, dass sich das genetische Beratungsgespräch hohen Prinzipien verschreiben muss.[153] Das Aufzeigen der Alternativen bei einem ungünstigen Befund muss in der Beratung eingeschlossen sein.

Differenzierter Betrachtung bedarf desgleichen die PID. Ein rigoros verallgemeinertes „Ja" oder „Nein" ist unerreichbar. Zur Verdeutlichung dieser Komplexität wurde das Konzept einer liberalen Eugenik vorgestellt.[154] Diese Konzeption bezeugt, dass es bei den gegenwärtigen Debatten nicht mehr um einen unmoralischen eugenischen Charakter der angebotenen Methoden geht, sondern darum, wie die Leistungen gerecht einsetzbar sind. Da die PID mit einer Auswahl von „guten" und „schlechten" Embryonen verbunden ist, ist ein eugenischer Charakter ist für sie de facto verpflichtend.[155]

Die Analyse im 6. Punkt führte zu Buchanan et al. aus, dass einige definierte Parameter in ihrer Konzeption einer kritischen Beleuchtung bedürfen.

---

[150] Vgl. 4.3.4.
[151] Vgl. 6.1.1.
[152] Vgl. 4.2.2.2.
[153] Vgl. 4.6.
[154] Siehe 3.4.
[155] Vgl. 6.2.

Die Autoren befinden beispielsweise einige Krankheiten so schwerwiegend, dass es besser wäre, nicht zu existieren (vgl. Buchanan et al., 2001, S. 240).[156] Jedoch ist es schwierig, von einem „generalisierten Übel" (Habermas) zu sprechen.[157] Mit einbezogen in dieser Kritik ist, dass präzise Diagnosen erst bei fortgeschrittener Schwangerschaft möglich sind, so dass „wrongful life" oder „wrongful disability" meist erst im 5., 6. oder 7. Monat entdeckt werden kann und nur eine Todgeburt oder das „Liegenlassen" des geschädigten Neugeborenen[158] zur Wahl steht.

Ebenfalls ist die vertretene Argumentation von Buchanan et al., dass aufgrund der Nebeneffekte sozialisierender Faktoren genetische Verbesserungen nicht umstrittener sein müssen, als bedenkenswert ausgewertet worden.[159] So schreibt Jürgen Habermas, dass dem Betroffenen veränderten Erbgutes die Zurückweisung dieser Maßnahme unmöglich ist im Gegensatz zu „Sozialisations-angeboten" (vgl. Habermas, 2002, S. 90). Vorausblickend sei allerdings gesagt, dass sich bei fortgeschrittenen wissenschaftlichen Möglichkeiten diese Irreversibi-lität gar in revidierende Angebote für Betroffene genetischer Interventionen erweitern könnte. Doch das sind Spekulationen.

Außerdem wurde herausgestellt, dass es kein Recht auf ein gesundes Kind gibt, dennoch soll die PID für Hochrisikoklientel zulässig sein.[160] Im Gegensatz zum straffreien Schwangerschaftsabbruch bei einer „medizinischen Indikation"[161] ist die Auswahl von Embryonen vor der Geburt m.E. nicht verwerflicher. Unbe-dingt erforderlich ist aber stets die Beleuchtung von Eigendynamiken bestimmter Prozesse: Sei es die Ausweitung der PND durch Gesetzesurteile wie „Das Kind als Schaden"[162] oder die Einführung kritisch zu bewertender Routinediagnostika wie dem Triple-Test[163]. Im Zusammenhang mit der PID liegt die notwendige Betrachtung auf der teils erdenklichen und teils praktizierten Ausdehnung[164] der definierten Hochrisikoklientel in Ländern, in denen die PID bereits legalisiert ist.

---

[156] Vgl. 3.4.3.2.
[157] Vgl. 6.2.2.
[158] Vgl. 5.4.
[159] Vgl. 6.2.2.
[160] Vgl. 6.2.1.
[161] Vgl. 4.7.1.
[162] Vgl. 4.7.2.
[163] Vgl. 4.3.1.

Deutlich ist folglich geworden, dass den Methoden der PND und der PID eine innere eugenische Logik[165] unterliegt und auf deren Gefahren darum stets verwiesen und über deren sich ständig erweiternden Aussichten immer wieder neu verhandelt werden sollte. Die Vermutungen einer Doppelmoral, da Leben im Mutterleib vernichtet werden kann, die Auswahl in der Petrischale in Deutschland jedoch unzulässig ist, müssen geltend gemacht werden.

In absehbarer Zeit könnte positive Eugenik im Sinne von Steigerung erstmals tatsächlich möglich werden, da zukünftig durch genetische Interventionen der „verbessernde" Zugriff auf das menschliche Erbgut realisierbar erscheint. Die gegenwärtigen Methoden der PND und PID dienen nicht der Verbesserung, sondern der Auswahl. Bei der PND führen die Befunde, die auf ein behindertes Kind schließen, meist zum Abbruch der Schwangerschaft und bei der PID ziehen genetische Anomalien des Embryos seine Verwerfung nach sich. Die Praxis der PID beweist die These, dass es keinen Unterschied im Resultat der positiven und negativen Eugenik gibt, da die Forderung der einen in den Ansprüchen der anderen steckt. So laufen bei der PID positive und negative Eugenik zusammen, indem der erwünschte Embryo verpflanzt (positive Eugenik) und der unerwünschte Embryo verworfen (negative Eugenik) wird.[166]

Insgesamt betrachtet ist es fraglich geworden, inwieweit menschlichere Zugangsvoraussetzungen zu einer Methodik, die die gleichen Konsequenzen zutage fördert, vertretbarer sein kann. Argumentationsbasis in dieser Arbeit liefert die Ineffizienz statistischer Wahrscheinlichkeiten in Bezug auf leistbare individuelle Aussagen innerhalb der PND.[167] Dazu kommt die gesellschaftliche Anforderung oder der individuelle Wunsch nach perfekten Nachwuchs, dem bereits heute ein gesellschaftlicher Zwang anhaftet.[168] Vor diesem Hintergrund verblassen die neuen Wege in ihrem Wahrheitsgehalt und ihrer Wirksamkeit. Anhand der Erläuterungen wird ersichtlich, dass die „neue" Eugenik im Vergleich mit der „alten" andere, verlagerte Gefahren birgt, die stets der Diskussion bedürfen.

---

[164] Vgl. 6.2.1.
[165] Vgl. Punkt 6.
[166] Vgl. 5.2.
[167] Vgl. 4.5.2.
[168] Vgl. 6.1.3.

Meine eigene Einstellung über pränataldiagnostische Untersuchungen und präimplantationsdiagnostische Maßnahmen wurde während der Bearbeitungszeit bis aufs Äußerste strapaziert und unterzog sich einer stetigen Wandlung. Mein Bruder kam mit einem Neuralrohrdefekt (Spina bifida, offener Rücken) zur Welt. Die Spina bifida ist eine der Behinderungen, die mittels pränataler Diagnostik bestimmbar ist.[169] Jede Frau oder jedes werdende Elternpaar wird sich vor oder während der Schwangerschaft mit dem Dilemma, ein behindertes Kind anzunehmen oder dieses aus verschiedenen Gründen nicht zu können, auseinandersetzen müssen. Auch ich stellte mir diese Frage. Anfangs konnte ich mich nicht für ein behindertes Kind entscheiden, wodurch sich starke Schuldgefühle gegenüber meinem Bruder entwickelten. Inzwischen lehne ich die meisten Möglichkeiten der hier vorgestellten pränataldiagnostischen Kontrollen ab. Im frühen Stadium einer Schwangerschaft beruhen die Befunde auf statistischen Wahrscheinlichkeiten und können keine Aussage über das tatsächliche individuelle Risiko treffen.[170] Um einen Einblick in die Situation eines genetischen Beratungsgespräches zu bekommen, sprach ich selbst bei einer Humangenetikerin vor, um mich über mein Risiko eines Kindes mit einem Neuralrohrdefekt zu informieren. Sie klärte mich darüber auf, dass „lediglich statistische Wiederholungsrisiken" angegeben werden können, die für „Geschwister von Betroffenen bei 2-5 %[171]" liegen. Das „Wiederholungsrisiko" schätzt sie daher als „nur leicht erhöht im Vergleich zur Durchschnittsbevölkerung ein". Dennoch empfiehlt sie mir die Einnahme von Folsäure[172] und „regelmäßige Ultraschalluntersuchungen zur Abklärung von Neuralrohrdefekten" und den Triple-Test.[173] „Bei auffällig erhöhten Werten bzw. Auffälligkeiten im Ultraschall" würde sie „eine Fruchtwasseruntersuchung[174] …

---

[169] Vgl. 4.3.

[170] Vgl. 4.5.2.

[171] Abschließend in ihrem Schreiben weist sie mich darauf hin, „dass im Rahmen jeder Schwangerschaft ein sogenanntes Basisrisiko von 4 % für das Auftreten von Fehlbildungen oder Erkrankungen besteht, welches nicht vollständig abzuklären ist." Muss ich dieses Basisrisiko zu den 2-5 % addieren? Die genetische Beratung kann aufgrund des fehlenden Wissens über die zuständigen Faktoren der multifaktoriellen Krankheit Spina bifida nur ungenaue Risikowahrscheinlichkeiten anbieten.

[172] Folsäuremangel stellt einen verantwortlichen Faktor der Spina bifida dar. Durch die empfohlene Einnahme von Folsäure konnte die Auftretenswahrscheinlichkeit von Neuralrohrdefekten gesenkt werden.

[173] Vgl. 4.3.1.

[174] Vgl. 4.3.2.

anbieten.". Wie in meinem angeratenen Fall ist folglich erst mit fortschreitender Schwangerschaft (ca. 25. Woche[175]) eine präzisere Diagnose möglich.[176] Zu diesem Zeitpunkt sind die Kindsbewegungen im Mutterleib bereits spürbar. Bei nicht heilbaren Krankheiten und Behinderungen bleibt als einzige Alternative der Fetozid. Das Kind wird im Mutterleib mittels einer Giftspritze, die durch die Bauchdecke der Mutter in das Herz des Kindes führt, getötet und künstliche Wehen werden eingeleitet. Das Resultat ist eine Totgeburt. Diese Last auf mich zu nehmen, ist für mich weniger vorstellbar, als ein Kind mit einer (schweren) Behinderung in die Welt zu setzen und mit ihm all die Freuden und Leiden, Glücksmomente und Hürden zu teilen und ihm, wie lange auch immer, ein weitgehend angenehmes Leben zu ermöglichen. Über die Konsequenzen der angebotenen Untersuchungen bekomme ich von der Humangenetikerin in ihrem Abschlussschreiben jedoch keine Aufklärung. Auch im Beratungsgespräch empfand ich ihre Antwort auf meine Frage, was nach einem positiven Testergebnis folgt, sehr zögernd. Ihre Gründe, weshalb sie mich nicht darüber informiert, sind mir unbekannt. Ich denke aber, dass gerade diese Konfrontation in einer Beratung unerlässlich ist, um sich frühzeitig auf diese Situation vorbereiten zu können.

Auf die Frage, wie meine Mutter mit den neuen Möglichkeiten der Medizin umgehen würde (bei meinem Bruder stellte sich die Thematik nicht und bei meiner Schwester lag das Humangenetische Zentrum 1976 im von Rudolstadt „weit" entfernten Magdeburg), eröffnet sie mir unvermittelt, dass sie sich bei entsprechender Diagnose für einen Abbruch entscheiden würde.

Anlass ist nicht nur der erhöhte Zeit- und Pflegeaufwand, der mit einem behinderten Kind verbunden ist, sondern gerade auch die gesellschaftlichen Einschränkungen. In Dänemark sei das Netz der Hilfen viel ausgebauter, sagt sie, so dass sich ihr Entschluss in diesem Land wohl anders gestalten würde. Wie unfassbar ist es doch, dass Landesgrenzen über Menschenleben entscheiden können.

Obwohl ich die Methoden der PND weitgehend abgelehnt habe, stellen sich ausgelöst durch einen Artikel der Süddeutschen Zeitung, der von einem Arzt

---

[175] Vgl. 4.3 zu den Eingriffszeiten der vorgestellten Maßnahmen.

berichtet, der chirurgische Eingriffe bereits im Mutterleib anbietet[177], neue Zweifel ein. Eine Operation mit der Hoffnung auf Heilung und mit der ebenso möglichen Folge Tod scheint für mich leichter akzeptierbar zu sein, als die Entscheidung zu einer Abtreibung. In dem einen Falle hatte ich mich ganz klar zu einer Behinderung und der Zurückweisung vorgeburtlicher Maßnahmen bekannt – mit der Option der Heilung wird diese Akzeptanz obsolet und erfordert pränataldiagnostische Untersuchungen, um feststellen zu können, dass eine Operation notwendig ist. Meine Gedanken sollen, um den Bogen zur vorliegenden Arbeit zu spannen, verdeutlichen, wie überaus kontrovers und paradox sich die Bearbeitung der eugenischen Thematik gestaltet. Es wäre jedoch auch sehr fragwürdig, wenn es einfacher wäre, über Leben und Tod zu urteilen.

Gäbe es die Möglichkeit, mittels einer genetischen Intervention eine Spina bifida zu heilen, würde ich sie in Anspruch nehmen. Gegenwärtig allerdings gibt es kaum Heiloptionen. Aufgrund dessen ist die Thematik höchst problematisch, weil in den meisten Fällen keine Prävention geleistet werden kann. Es gibt keine Therapie für ein Down-Syndrom. Die Alternative ist das Verwerfen der auffälligen Embryonen oder der Abbruch einer Schwangerschaft bei entsprechendem Befund.

Die dargestellte Komplexität im Zusammenhang mit den neuen Technologien wurde jüngst auf der „European Summer Academy on Bioethics" in Ludwigshafen abschließend abermals feststellt, denn es gibt „richtige Fragen ... aber keine richtigen Antworten" (Wulffius, 2005, S. 13).

---

[176] Zum Beispiel durch eine Amniozentese (4.3.2).
[177] Vgl. 4.4.1.

Quellenverzeichnis

ADLER, Hans Günther (1974), Der verwaltete Mensch, Studien zur Deportation der Juden aus Deutschland, J.C.B. Mohr (Paul Siebeck), Tübingen.

AKTION MENSCH (2005), 07.07.05: Robert-Koch-Institut hat elfte Genehmigung für Stammzellforschung erteilt, Quelle: Internet: www.1000fragen.de, Link: http://www.1000fragen.de/index.php?mo=5&pt=2n=166, 11.07.2005.

ANTRETTER, Robert (2005) „Recht auf ein gesundes Kind"?, Quelle: Internet: www.lebenshilfe.de, Link: http://lebenshilfe.de/content/stories/index.cfm?key=383, 15.08.2005.

ARZ de Falco, Andrea (2002), Präimplantationsdiagnostik, Ist ein Verbot wirklich abwegig und unvertretbar?, in: MÜRNER, Christian (Hrsg.), Die Verbesserung des Menschen- Von der Heilpädagogik zur Humangenetik: Kritische Sichtweisen aus der Schweiz, Schweizerische Zentralstelle für Heilpädagogik (SZH), Luzern, S. 45-56.

ARZ de Falco, Andrea (1998), Eugenik von Oben – Eugenik von Unten, Pränataldiagnostik im Spannungsfeld individueller Entscheidungen und gesellschaftlicher Erwartungshaltungen – Eine Auseinandersetzung aus historischer, ethischer und feministischer Perspektive, in: Vierteljahresschrift für Heilpädagogik und ihre Nachbargebiete 3 (1998), Reinhard Verlag, München, S. 260-271.

ARZ de Falco, Andrea (1996), Töten als Anmassung – Lebenlassen als Zumutung: die kontroverse Diskussion um Ziele und Konsequenzen der Pränataldiagnostik, Universitätsverlag Freiburg, Schweiz.

BAUMGARTEN, Katja (2001), Mein kleines Kind- My Little One, Pränatale Diagnostik- Danach..., Dokumentarfilm, Ein Projekt im Rahmen der Förderung durch das Dorothea-Erxleben-Programm; gefördert mit Mitteln der kulturellen Filmförderung des Landes Niedersachsen, des Kulturamts der Stadt Hannover und nordmedia, Deutschland.

BECK, Ulrich (1988), Gegengifte: Die organisierte Unverantwortlichkeit, Suhrkamp Verlag, Frankfurt am Main, 1. Aufl.

BECK-GERNSHEIM, Elisabeth (1998), Wer heilt, hat Recht? Zur gesellschaftlichen Nutzung der Gendiagnostik und Gentherapie, in: KOLB, Stephan/SEITHE, Horst/IPPNW (Hrsg.), Medizin und Gewissen: 50 Jahre nach dem Nürnberger

Ärzteprozeß; Kongreßdokumentation, Mabuse-Verlag GmbH, Frankfurt am Main, S. 320-335.

BECK-GERNSHEIM, Elisabeth (1991), Technik, Markt und Moral: über Reproduktionsmedizin und Gentechnologie, Fischer-Taschenbuch-Verlag, Frankfurt am Main.

DER BROCKHAUS (2004), Der Brockhaus in fünf Bänden, Band 2 (EIT –ISK), 10. Aufl., F.A. Brockhaus GmbH, Leipzig.

BOCKHAUS ENZYKLOPÄDIE (1993), In vierundzwanzig Bänden, Band 20 (SCI-SQ), 19. Aufl., F.A. Brockhaus GmbH, Mannheim.

BOCKHAUS ENZYKLOPÄDIE (1993), In vierundzwanzig Bänden, Band 15 (MOE-NOR),19. Aufl., F.A. Brockhaus GmbH, Mannheim.

BUCHANAN, Allan/BROOK, Dan W./DANIELS, Norman/WIKLER, Daniel (2001), From Chance to Choice: Genetics and Justice, Cambridge University Press, Cambridge, 1. Aufl.: 2000.

BUNDESÄRZTEKAMMER (2003), Richtlinien zur pränatalen Diagnostik von Krankheiten und Krankheitsdispositionen, Quelle: Internet: www.bundesaerztekammer.de, Link: http://www.bundesaerztekammer.de/30/Richtlinien/Richtidx/Praediag.html#1., 16.08.2005.

BZgA (Bundeszentrale für gesundheitliche Aufklärung) (2004), Pränataldiagnostik – Beratung, Methoden und Hilfen. Eine Erstinformation, Degensche Druckerei, St. Augustin.

CARITAS (2002), Hauptsache gesund…? Chancen und Risiken der Pränataldiagnostik, Diözesan- Caritasverband für das Erzbistum Köln e. V.

DARWIN, Charles (1985), The Origin of Species: by Means of Natural Selection or the Preservation of Favoured Races in the Struggle for Life, Penguin Books, England, first published by John Murray 1859.

DARWIN, Charles (1906), Die Entstehung der Arten durch natürliche Zuchtwahl oder die Erhaltung der begünstigten Rassen im Kampf ums Dasein, Pierersche Hofbuchdruckerei Stephan Geibel & Co., Altenburg.

DARWIN, Charles (1883), Die Abstammung des Menschen und die geschlechtliche Zuchtwahl, 4. Aufl., E. Schweizerbart'sche Verlagshandlung (E. Koch), Stuttgart.

DAS GROSSE FREMDWÖRTERBUCH (1999), Humboldt-Taschenbuchverlag Jacobi KG, München.

DEDERICH, Markus (2000), Behinderung – Medizin – Ethik: behindertenpädagogische Reflexionen zu Grenzsituationen am Anfang und Ende des Lebens, 1. Aufl., Klinkhardt, Bad Heilbrunn/Obb.

DEGENER, Theresia (1992), Humangenetische Beratung, pränatale Diagnose und (bundes)deutsche Rechtssprechung, in: STEIN, Anne-Dore (Hrsg.), Lebensqualität statt Qualitätskontrolle menschlichen Lebens, Wissenschaftsverlag Volker Spiess, Berlin, S. 186-198.

DEUTSCHER BUNDESTAG (2002), Schlussbericht der Enquete-Kommission „Recht und Ethik in der modernen Medizin", Drucksache 14/9020, Quelle: Internet: www.dip.bundestag.de, Link: http://dip.bundestag.de/btd/14/090/1409020.pdf, 19.08.2005.

FABER, Brigitte/PUSCHKE, Martina (2002), Self-determination or self-optimisation? Instrumentalisation of disabled people, in: HERRMANN Svea Luise/KURMANN, Margaretha (Hrsg.) (2002), ReproKult – Reproductive Medicine and genetic engineering, Woman Between Self- Determination and Social Standardisation; Proceedings of the Conference held in Berlin from 15 to 17 November 2001, Degensche Druckerei, St. Augustin, S. 67-69.

FRIEDRICH, Hannes/HENZE, Karl-Heinz/STEMANN-ACHEAMPONG, Susanne (1998), Eine unmögliche Entscheidung: Pränataldiagnostik: Ihre psychosozialen Voraussetzungen und Folgen, VWB – Verlag für Wissenschaft und Bildung, Berlin.

GALTON, Francis (1910), Genie und Vererbung, Verlag von Dr. Werner Klinkhardt, Leipzig.

GIDDENS, Anthony (1995), Soziologie, 1. deutsche Aufl.; 1. englische Ausgabe: 1989, Nausner & Nausner, Graz-Wien.

GOLDMANN, Pia/KURMANN, Margaretha (2002), Between acuiescene ind indignation – The current debate on prenatal diagnosis and PGD, in: HERRMANN Svea Luise/KURMANN, Margaretha (Hrsg.), ReproKult – Reproductive Medicine and genetic engineering, Woman Between Self-Determination and Social Standardisation; Proceedings of the Conference held in Berlin from 15 to 17 November 2001, Degensche Druckerei, St. Augustin, S. 58-60.

GRAUMANN, Siegrid (2001), Selektion im Reagenzglas, Versuch einer ethischen Bewertung der Präimplantationsdiagnostik, in: EMMRICH, Michael (Hrsg.), Im

Zeitalter der Bio-Macht: 25 Jahre Gentechnik - eine kritische Bilanz., Mabuse-Verlag, Frankfurt am Main 1999, 2. Aufl., S. 105-123.

GROSSES LEXIKON A- Z, Zeitnah und übersichtlich, ISIS Verlag, Chur, Schweiz; o. J.

HABERMAS, Jürgen (2002), Die Zukunft der menschlichen Natur: auf dem Weg zu einer liberalen Eugenik?, 4. Aufl., Suhrkamp, Frankfurt am Main.

HAFFNER, Sebastian (2002), Anmerkungen zu Hitler, Fischer Taschenbuch Verlag, Frankfurt am Main.

HAKER, Hille (2002), Ethik der genetischen Frühdiagnostik: sozialethische Reflexionen zur Verantwortung am Beginn des menschlichen Lebens, mentis Verlag GmbH, Paderborn.

HALDANE, J.B.S. (1966), Biologische Möglichkeiten für die menschliche Rasse in den nächsten zehntausend Jahren, in: JUNGK, Robert/MUNDT, Hans Josef (Hrsg.), Das umstrittene Experiment – Der Mensch: 27 Wissenschaftler diskutieren die Elemente einer biologischen Revolution, Verlag Kurt Desch GmbH, München, S. S. 367-391; Originalausgabe 1963, London, Schriftenreihe: Modelle für eine neue Welt 5.

HEINZ-GRIMM, Renate (1996), Regelung der Sterilisation im Betreuungsgesetz, in: WALTER, Joachim (Hrsg.), Sexualität und geistige Behinderung, Schriftenreihe der Gesellschaft für Sexualerziehung und Sexualmedizin Baden-Württemberg e.V.; Bd. 1, 4. Aufl., Universitätsverlag C. Winter Heidelberg GmbH, Heidelberg, S. 375-388.

HERRMANN Svea Luise/KURMANN, Margaretha (Hrsg.) (2002), Introduction: Reproductive Medicine and genetic engineering - Woman Between Self- Determination and Social Standardisation, In: HERRMANN Svea Luise/KURMANN, Margaretha (Hrsg.), ReproKult – Reproductive Medicine and genetic engineering, Woman Between Self-Determination and Social Standardisation; Proceedings of the Conference held in Berlin from 15 to 17 November 2001, Degensche Druckerei, St. Augustin, S. 8-10.

HOERSTER, Norbert (1995), Neugeborene und das Recht auf Leben, 1. Aufl., Suhrkamp Verlag, Frankfurt am Main.

HOLZGREVE, Prof. Dr. W./SCHLOO, Dr. R./MINY, PD DR. P., Schematische Darstellung der erwarteten Befunde beim sogenannten „Triple-Test", Zentrum für Frauenheilkunde und Institut der Westfälischen Wilhelms-Universität Münster, Ein Service der Organon GmbH, o. O., o. J.

HOMMERICH, Ursula (2002), Counselling: Function and functionalisation, in: HERRMANN Svea Luise/KURMANN, Margaretha (Hrsg.), ReproKult – Reproductive Medicine and genetic engineering, Woman Between Self-Determination and Social Standardisation; Proceedings of the Conference held in Berlin from 15 to 17 November 2001, Degensche Druckerei, St. Augustin, S. 103-109.

HUBBARD, Ruth (2002), Menschenwürde, Menschenrechte und der Fortschritt der Medizin, in: KOLB, Stephan/HÄRLEIN, Jürgen (Hrsg.), Medizin und Gewissen : wenn Würde ein Wert würde ... ; [Menschenrechte, Gesundheitspolitik, Technologiefolgen] ; eine Dokumentation über den internationalen IPPNW-Kongress Erlangen 24. - 27. Mai 2001, 1. Aufl., Mabuse-Verlag GmbH, Frankfurt am Main, S. 310-319.

KAPPELER, Manfred (2000), Der schreckliche Traum vom vollkommenen Menschen: Rassenhygiene und Eugenik in der Sozialen Arbeit, Schüren, Marburg.

KERBEL, Barbara (2005), So normal wie ein Beinbruch, Viele Menschen scheuen den Kontakt zu psychisch Kranken – die Stigmatisierung gefährdet jedoch die Behandlung, In: Süddeutsche Zeitung 138 (18./19.06.2005), S. 11.

KEVLES, Daniel, J. (1985), In the Name of Eugenics: Genetics and the Use of Human Heredity, Knopf, New York.
KEVLES, Daniel, J. (1995), Die Geschichte der Genetik und Eugenik, in: KEVLES, Daniel, J./ HOOD,Leroy (Hrsg.), Der Supercode: Die genetische Karte des Menschen, 1. Aufl. (Originalausgabe 1992), Insel Verlag, Frankfurt am Main und Leipzig, S. 13-47.

KIPKE, Roland/RIEWENHERM, Sabine (2001), Vorwort, in: GID (Gen-ethischer Informationsdienst) Spezial Nr. 2, Eugenik gestern und heute, Gen-ethisches Netzwerk e. V., Berlin, S. 4-5.

KOCH, Hannsjoachim Wolfgang (1973), Der Sozialdarwinismus: seine Genese und sein Einfluß auf das imperialistische Denken, Beck, München.

KOLLEK, Regine (2000), Präimplantationsdiagnostik: Embryonenselektion, weibliche Autonomie und Recht, A. Francke Verlag, Tübingen und Basel.

KRÖNER, Hans-Peter (1997), Von der Eugenik zum genetischen Screening: Zur Geschichte der Humangenetik in Deutschland, in: PETERMANN/WIEDEBUSCH/QUANTE (Hrsg.), Perspektiven der Humangenetik: medizinische, psychologische und ethische Aspekte, Verlag Ferdinand Schöningh GmbH, Paderborn, S.23-47.

KÜHL, Stefan (1997), Die Internationale der Rassisten: Aufstieg und Niedergang der internationalen Bewegung für Eugenik und Rassenhygiene im 20. Jahrhundert, Campus Verlag, Frankfurt am Main.

KUHRT, Nicola (2005), Chirurgie im Mutterleib: ein Bonner Kinderarzt operiert Babys noch bevor sie auf die Welt kommen, doch die Eingriffe sind umstritten, in: Süddeutsche Zeitung 103 (06.05.2005), S. 11.

KURMANN, Margaretha (2003), Positions- und Diskussionspapier des Netzwerkes gegen Pränataldiagnostik, in: Rundbrief Nr. 15 des Netzwerkes gegen Selektion durch Pränataldiagnostik, Quelle: Internet: www.bvkm.de, Link: http://www.bvkm.de/0-10/praenataldiagnostik,beratung.html, 13.05.2005, S. 12-19.

LEMKE, Thomas (2004), Veranlagung und Verantwortung: Genetische Diagnostik zwischen Selbstbestimmung und Schicksal, transcript Verlag, Bielefeld.

LEMKE, Thomas (1999), Genomanie und Genealogie: Humangenetik zwischen alter Eugenik und neuer Biomacht, in: Ästhetik und Kommunikation, Ästhetik & Kommunikation e.V., Berlin, Bd. 30, 105, S. 107-123.

LENZEN-SCHULTE, Martina (2005), Ungeborene – die jüngsten Patienten in der Chirurgie. Vom offenen Rücken bis zur Zwerchfellhernie: Erfolgreiche Operationen im Mutterleib, in: Süddeutsche Zeitung 214 (14.09.2005), S. N1.

LÖSCH, Andreas (1998), Tod des Menschen – Macht zum Leben: von der Rassenhygiene zur Humangenetik, Centaurus-Verlags-Gesellschaft, Pfaffenweiler.

LÖTHER, Rolf (1989), Wegbereiter der Genetik: Gregor Johann Mendel und August Weismann, Urania Verlag, Leipzig, Jena und Berlin.

MAY, Stefan (Hrsg.) (2003), Autonomiekonflikte in der Humangenetik: professionsrechtliche Aspekte einer Theorie reflexiver Modernisierung, Leske + Budrich, Opladen.

MERKEL, Reinhard (2002), Forschungsobjekt Embryo: Verfassungsrechtliche und ethische Grundlagen der Forschung an menschlichen embryonalen Stammzellen, Deutscher Taschenbuch Verlag GmbH & Co. KG, München.

MERLE, Robert (1971), Ein vernunftbegabtes Tier, Aufbau-Verlag Berlin und Weimar; Originalausgabe 1967, Edition Gallimard.

MILDENBERGER, Elke H. (2002), Why unwanted pregnancies, embryo selection and embryo research must generally be treated differently, in: HERRMANN Svea Luise/KURMANN, Margaretha (Hrsg.), ReproKult – Reproductive Medicine and Genetic Engineering, Woman Between Self-Determination and Social Standardisation; Proceedings of the Conference held in Berlin from 15 to 17 November 2001, Degensche Druckerei, St. Augustin, S. 115-119.

MÖCKEL, Andreas/ADAM, Heidemarie/ADAM, Gottfried (Hrsg.) (1999), Quellen zur Erziehung von Kindern mit geistiger Behinderung, Band 2: 20. Jahrhundert, edition bentheim, Würzburg.

MULLER, Hermann J. (1966), Genetischer Fortschritt durch planmäßige Samenwahl, in: JUNGK, Robert/MUNDT, Hans Josef (Hrsg.), Das umstrittene Experiment – Der Mensch: 27 Wissenschaftler diskutieren die Elemente einer biologischen Revolution, Verlag Kurt Desch GmbH, München, S. 277-291; Originalausgabe 1963, London, Schriftenreihe: Modelle für eine neue Welt 5.

MÜLLER, Burkhard (2005), Wenn der IQ im Busch liegt: Sind die Schwarzen genetisch bedingt von schwächerer Intelligenz? Über das Buch von Vincent Sarich und Frank Miele, das diesen Unterschied der Rassen behauptet, in: Süddeutsche Zeitung 117 (24.05.2005), S. 16.

MÜLLER-HILL, Benno (1989), Tödliche Wissenschaft: Die Aussonderung von Juden, Zigeunern und Geisteskranken 1933- 1945, Verlag Volk und Gesundheit, Berlin; 1. Ausgabe: 1984 by Rowohlt Taschenbuch Verlag GmbH, Reinbek bei Hamburg.

NIPPERT, Irmgard (1998), Wie wird im Alltag der pränatalen Diagnostik tatsächlich argumentiert? Auszüge aus einer deutschen und einer europäischen Untersuchung, in: KETTNER, Matthias (Hrsg.), *Beratung als Zwang:* Schwangerschaftsabbruch, genetische Aufklärung und die Grenzen kommunikativer Vernunft, Campus Verlag, Frankfurt am Main, S.153-172.

NIPPERT, Irmgard (1997), Psychosoziale Folgen der Pränataldiagnostik am Beispiel der Amniozentese und Chorionzottenbiopsie, in: PETERMANN/WIEDEBUSCH/QUANTE (Hrsg.), Perspektiven der Humangenetik: medizinische, psychologische und ethische Aspekte, Verlag Ferdinand Schöningh GmbH, Paderborn, S. 107-126.

PAUL, Diane B. (1994), Eugenic Anxieties, Social Realities, and Political Choices, in: CRANOR, Carl F., Are Genes Us?: The Social Consequences of the New Genetics, Rutgers University Press, New Brunswick, New Jersey, S. 142-154.

PERL, Frederike M., Dr. (2003), Sinn und Unsinn der Pränatalen Diagnostik, in: Rundbrief Nr. 15 des Netzwerkes gegen Selektion durch Pränataldiagnostik, Quelle: Internet: www.bvkm.de, Link: http://www.bvkm.de/0-10/praenataldiagnostik,beratung.html, 13.05.2005, S. 2-5.

PROPPING, Peter (2002), Die Freiheit des Menschen im Zeitalter der Genetik, in: ELSNER, Norbert/SCHREIBER, Hans-Ludwig (Hrsg.), Was ist der Mensch?, Wallstein-Verlag, Göttingen, S. 127-142.

PSCHYREMBEL, MEDIZINISCHES WÖRTERBUCH (2004), 260. Aufl., Walter de Gruyter GmbH & Co. KG, Berlin.

RANDOW von, Gero (2004), Das Ziegenproblem: Denken in Wahrscheinlichkeiten, Rowohlt Taschenbuch Verlag, Reinbek bei Hamburg.

REYER, Jürgen (2004), Ellen Key und die eugenische "Verbesserung" des Kindes im 20. Jahrhundert : von der autoritären zur liberalen Eugenik? ; [Vortrag im Rahmen der Ringvorlesung der Universität Erfurt "Herausforderungen der Bildungsgesellschaft"], Quelle: Internet: www.db-thueringen.de, Link: http://www.db-thueringen.de/servlets/DerivateServlet/Derivate-2497/reyer.pdf., 16.08.2005.

REYER, Jürgen (2003), Eugenik und Pädagogik: Erziehungswissenschaft in einer eugenisierten Gesellschaft, Juventa-Verlag, Weinheim und München.

REYER, Jürgen (1991), Alte Eugenik und Wohlfahrtspflege: Entwertung und Funktionalisierung der Fürsorge vom Ende des 19. Jahrhunderts bis zur Gegenwart, Lambertus-Verlag, Freiburg im Breisgau.

RIEDEL, Ulrike (2003), Das Kind als Schaden? „Lebensfeindliche Tendenz", in: Rundbrief 14 des Netzwerkes gegen Selektion durch Pränataldiagnostik, Quelle: Internet: www.bvkm.de, Link: http://www.bvkm.de/0-10/praenataldiagnostik,beratung.html, 20.05.2005, S. 33-35 (Nachdruck mit freundlicher Genehmigung der Aktion Mensch, Erschienen in: Das Magazin, 3. 2002).

RIFKIN, Jeremy (1998), Das biotechnische Zeitalter: Die Geschäfte mit der Gentechnik, Bertelsmann Verlag/Verlagsgruppe Random House GmbH, München.

ROMEY, Stefan (1990), „Euthanasie" war Massenmord, in: RUDNICK, Martin (Hrsg.), Aussondern, Sterilisieren, Liquidieren: Die Verfolgung Behinderter im Nationalsozialismus, Edition Marhold im Wissenschaftsverlag Volker Spiess GmbH, Berlin, S. 55-81.

ROSE, Steven (2000), Darwins gefährliche Erben: Biologie jenseits der egoistischen Gene, C. H. Beck´sche Verlagsbuchhandlung, München.

ROTHMALER, Christiane (1991), Sterilisation nach dem „Gesetz zur Verhütung erbkranken Nachwuchses" vom 14. Juli 1933, Eine Untersuchung zur Tätigkeit des Erbgesundheitsgerichtes und zur Durchführung des Gesetzes in Hamburg in der Zeit zwischen 1934 und 1944, Matthiesen Verlag Ingwert Paulsen jr.; Husum.

RUBNER, Jeanne (2005), Geschlecht auf Bestellung: Großbritannien will Regeln für künstliche Befruchtung lockern, in: Süddeutsche Zeitung 190 (19.08.2005), S. 1.

RUDNICK, Martin (1990), Zwangssterilisation – Behinderte und sozial Randständige, Opfer nazistischer Erbgesundheitspolitik, in: RUDNICK, Martin (Hrsg.), Aussondern, Sterilisieren, Liquidieren: Die Verfolgung Behinderter im Nationalsozialismus, Edition Marhold im Wissenschaftsverlag Volker Spiess GmbH, Berlin, S. 93-100.

SAMERSKI, Silja (2002), Die verrechnete Hoffnung: Von der selbstbestimmten Entscheidung durch genetische Beratung, 1. Aufl., Verlag Westfälisches Dampfboot, Münster.

SAMERSKI, Silja (2001), Die Freisetzung genetischer Begrifflichkeiten, Symposium „Genpool – Menschenpark – Freizeitkörper" in Graz, 11.-15.10.2000, überarbeitete Version, Quelle: Internet: www.pudel.uni-bremen.de, Link: http://www.pudel.uni-bremen.de/pdf/samerskiGRAZtextEND.pdf, 26.05.2005.

SAMERSKI, Silja (1998), Schwanger gehen mit dem Risiko? – Professionelle Verratlosung in der genetischen Beratung, überarbeitetes Vortragsmanuskript für die Berliner Volksuni, Hochschule der Künste, Pfingsten 29.05.-01.06. 1998, Quelle: Internet: www.pudel.uni-bremen.de, Link: http://www.pudel.uni-bremen.de/pdf/samerski_schwangergehen.pdf, 26.05.2005.

SANCKEN, Dr. Ulrich (2005), Quelle: Internet: www.babyfrosch.de, 16.08.2005.

SCHÄFER, Dieter (1998), Wann sind genetische Beratungen sinnvoll? Über Definition, Funktion und Bedeutung genetischer Beratung, in: KETTNER, Matthias (Hrsg.), *Beratung als Zwang:* Schwangerschaftsabbruch, genetische Aufklärung und die Grenzen kommunikativer Vernunft, Campus Verlag, Frankfurt am Main, S. 187-221.

SCHINDELE, Eva (1990), Gläserne Gebär-Mütter: Vorgeburtliche Diagnostik – Fluch oder Segen, Fischer Taschenbuch Verlag GmbH, Frankfurt am Main.

SCHINDELE, Eva (1998), Pränatale Medizin: Von der Auslese zur Idee der Machbarkeit, in: KOLB, Stephan/SEITHE, Horst/IPPNW (Hrsg.), Medizin und Gewissen: 50 Jahre nach dem Nürnberger Ärzteprozeß; Kongreßdokumentation, Mabuse-Verlag GmbH, Frankfurt am Main, S. 336-349.

SCHMIDT, Harald Thomas (2003), Präimplantationsdiagnostik: Jenseits des Rubikons?: individual- und sozialethische Aspekte der PID/PGD, LIT VERLAG, Münster , Hamburg und London.

SCHMUHL, Hans-Walther (2001), Von Darwin zu Hitler- Entstehung und Entwicklung der Eugenik bis 1945, in: GID (Gen-ethischer Informationsdienst) Spezial Nr. 2, Eugenik gestern und heute, Gen-ethisches Netzwerk e. V., Berlin, S. 6-13.

SCHMUHL, Hans-Walther (1993), Rassismus unter den Bedingungen charismatischer Herrschaft – Zum Übergang von der Verfolgung zur Vernichtung gesellschaftlicher Minderheiten im Dritten Reich, in: BRACHER, Karl Dietrich/FUNKE, Manfred/JACOBSEN, Hans-Adolf (Hrsg.), Deutschland 1933-1945, Neue Studien zur nationalsozialistischen Herrschaft, 2. Aufl., Bundeszentrale für politische Bildung, Graphischer Großbetrieb Pößneck, S. 182-197.

SCHRÖDER-KURTH, Traute (1999), Die Macht des Machbaren, Gen-Diagnostik und Embryonenforschung, in: NIEL, Thomas (Hrsg.), Tagungsprotokoll 139/99, Die entzauberte Schöpfung- der manipulierte Mensch: Wissenschaft und Gesellschaft im gen-ethischen Diskurs, Tagung [d. Ev. Akademie Iserlohn] vom 10.-12. Dezember 1999, Institut für Kirche und Gesellschaft, Iserlohn, S. 27-38.

SICHTWECHSEL e.V., Verein zur Förderung der Ziele des Netzwerkes gegen Selektion durch Pränataldiagnostik (1998), Schwanger sein – ein Risiko?, Verlag Selbstbestimmtes Leben.

SIMON, Jürgen (2001), Kriminalbiologie und Zwangssterilisation: eugenischer Rassismus 1920-1945, Waxmann Verlag GmbH, Münster.

SINGER, Peter (1994), Praktische Ethik, 2. Aufl., Philipp Reclam jun. GmbH & Co., Stuttgart.

STOPPARD, Miriam Dr. (1999), Schwangerschaft: Untersuchungen/Ernährung/ Rechtsfragen/Notfälle/Geburtsmethoden, Urania-Ravensburger, Berlin.

TREUSCH-DIETER, Gerburg (1990), Von der sexuellen Rebellion zur Gen- und Reproduktionstechnologie, konkursbuch VERLAG CLAUDIA GEHRKE, Tübingen.

TRÖNDLE, Herbert/FISCHER, Thomas (2004), Strafgesetzbuch und Nebengesetze: [mit den Änderungen durch das 35. StrÄndG und das Sexualdelikte-Änderungsgesetz], 52. Aufl., Verlag C. H. Beck, München, § 218a.

VERSCHUER, Otmar Frhr. v. (1966), Eugenik: Kommende Generationen in der Sicht der Genetik, Luther-Verlag, Witten.

VOGEL, Friedrich, Prof. Dr. (1970), Genetische Beratung, in: WENDT, Gerhard G. (Hrsg.), Genetik und Gesellschaft: Marburger Forum Philippinum, Wissenschaftliche Verlagsgesellschaft mbH, Stuttgart, S. 95-101.

VOLZ, Sibylle (2003), Diskriminierung von Menschen mit Behinderung im Kontext von Präimplantations- und Pränataldiagnostik, in: Behindert_e in Familie, Schule und Gesellschaft, 2/2003, S. 30-40.

WATSON, James D. (2004), Gene, Girls und Gamow, in: GÖTTERMANN, Lilo, Denkanstöße 2005: Ein Lesebuch aus Philosophie, Kultur und Wissenschaft, Piper Verlag GmbH, München, S. 116-126.

WEIGERT, Vivian (2001), Bekommen wir ein gesundes Kind?: pränatale Diagnostik ; was vorgeburtliche Untersuchungen nutzen, Rowohlt Taschenbuch Verlag, Reinbek bei Hamburg.

WEIKERT, Aurelia (1998), Genormtes Leben: Bevölkerungspolitik und Eugenik, Promedia, Wien.

WEINGART, Peter/KROLL, Jürgen/BAYERTZ, Kurt (1988), Rasse, Blut und Gene-Geschichte der Eugenik und Rassenhygiene in Deutschland, Suhrkamp-Verlag, Frankfurt am Main.

WENDT, G. G. (1970), Thesen und Forderungen – Ein zusammenfassendes Schlusswort, in: WENDT, Gerhard G. (Hrsg.), Genetik und Gesellschaft: Marburger Forum Philippinum, Wissenschaftliche Verlagsgesellschaft mbH, Stuttgart, S. 155-159.

WIKIPEDIA, Quelle: Internet: www.wikipedia.org, verwendete Links: http://de.wikipedia.org/Fritz_Lenz, 02.07.2005, http://de.wikipedia.org/wiki/Human_Genome_Project#Geschichte, 13.08.2005.

WULFFIUS, Katharina (2005), Jung, biologisch, moralisch: Studenten internationaler Herkunft debattieren über Bioethik, in: Süddeutsche Zeitung 200 (31.08.2005), S. 13.

WUNDER, Michael (2001), Von der Schwangerenvorsorge zur Menschenzüchtung – Pränataldiagnostik und Reproduktionsmedizin am Scheideweg, in: GID (Genethischer Informationsdienst) Spezial Nr. 2, Eugenik gestern und heute, Genethisches Netzwerk e. V., Berlin, S. 14-27.

WUNDER, Michael (1996), Die historische Dimension des neuen Sterilisationsgesetzes, in: WALTER, Joachim (Hrsg.), Sexualität und geistige Behinderung, Schriftenreihe der Gesellschaft für Sexualerziehung und Sexualmedizin Baden-Württemberg e.V.; Bd. 1, Universitätsverlag C. Winter Heidelberg GmbH, Heidelberg, 4. Aufl., S. 389-396.

ZIMMERMANN, Susanne (2005), Überweisung in den Tod. Nationalsozialistische „Kindereuthanasie" in Thüringen, Landeszentrale für politische Bildung Thüringen.